U0292061

漫话
骨科疾病

主　　审　吴欣娟　李继平

总 主 编　蒋　艳　唐怀蓉

主　　编　宁　宁　陈佳丽

副 主 编　刘晓艳　李鹏程　侯晓玲

编者（以姓氏笔画为序）

王艺燕　王凤临　王立群　宁　宁　刘　星

刘　莉　刘晓艳　李　沭　李　晔　李凤兰

李鹏程　杨兴海　杨晓娟　陈佳丽　段闪闪

侯晓玲　贾丽娟　黄　靖　彭　润　廖　霞

缪桂华　薄　蕊

编写秘书　王立群（兼）

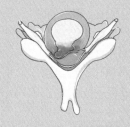

人民卫生出版社
·北 京·

图书在版编目（CIP）数据

漫话骨科疾病 / 宁宁，陈佳丽主编． —北京：人民卫生出版社，2022.11

（临床护理健康教育指导丛书）

ISBN 978-7-117-34115-8

Ⅰ. ①漫⋯ Ⅱ. ①宁⋯ ②陈⋯ Ⅲ. ①骨疾病-诊疗 Ⅳ. ①R68

中国版本图书馆 CIP 数据核字（2022）第 217187 号

| 人卫智网 | www.ipmph.com | 医学教育、学术、考试、健康，购书智慧智能综合服务平台 |
| 人卫官网 | www.pmph.com | 人卫官方资讯发布平台 |

漫话骨科疾病
Manhua Guke Jibing

主　　编：宁　宁　陈佳丽
出版发行：人民卫生出版社（中继线 010-59780011）
地　　址：北京市朝阳区潘家园南里 19 号
邮　　编：100021
E - mail：pmph @ pmph.com
购书热线：010-59787592　010-59787584　010-65264830
印　　刷：保定市中画美凯印刷有限公司
经　　销：新华书店
开　　本：710×1000　1/16　印张：13
字　　数：219 千字
版　　次：2022 年 11 月第 1 版
印　　次：2022 年 12 月第 1 次印刷
标准书号：ISBN 978-7-117-34115-8
定　　价：69.00 元

打击盗版举报电话：010-59787491　E-mail：WQ @ pmph.com
质量问题联系电话：010-59787234　E-mail：zhiliang @ pmph.com
数字融合服务电话：4001118166　E-mail：zengzhi @ pmph.com

序

健康是立身之本，全民健康是立国之基。落实《"健康中国2030"规划纲要》精神，提升健康素养已成为提高全民健康水平最根本、最经济、最有效的措施之一。为满足大众日益增长的健康需求，提高护理人员对患者及家属健康宣教的效果，四川大学华西医院护理部组织编写了"临床护理健康教育指导丛书"。

该套丛书兼顾不同受众人群的健康需求特点，以十个临床常见专科或系统的疾病护理为落脚点，由临床一线护理人员绘制原创科普漫画，把专业、晦涩的专科理论转变为通俗易懂的图文知识。整套丛书紧贴临床、生动有趣、深入浅出，翔实地介绍了常见疾病健康宣教知识，真正做到了科普服务于临床、服务于读者，是一套不可多得的、兼具临床健康教育指导及健康知识科普的读物，适于护理人员、患者及家属阅读。

在丛书即将面世之际，愿其能有助于提升临床护理工作者科普宣教能力，为专科护理人才队伍建设和优质护理服务质量提升作出重要贡献。同时，也希望这套丛书能帮助广大患者及家属了解疾病基础知识及康复措施，为健康中国战略的推进贡献力量。

2021年2月

前言

近年来，我国人口老龄化进程不断加快，与此同时日常生活中的创伤、运动损伤、不良生活习惯及饮食习惯等多种因素都会导致骨科相关疾病发病率上升，加重社会疾病负担。自我国全面推进健康中国建设以来，开展全民科普，让大众树立预防疾病的意识是其中关键的一步。尤其是骨科疾病，其亚专业较多，专业性较强，大众理解并接受骨科疾病知识的难度较大。因此，为了有效开展骨科相关健康教育，医务人员采用公众易于理解和参与的方式对群众进行科普教育是十分必要的。

《临床护理健康教育指导丛书——漫话骨科疾病》一书在多名骨科医疗及护理专家的合作下，从临床实践出发，提炼骨科专业知识点，保证内容的权威性。全书共11章，分别介绍颈椎病、腰椎间盘突出症、脊柱侧弯、髋关节置换、膝关节置换、髋部骨折、上肢骨折、肩袖损伤、前交叉韧带损伤、骨肿瘤及踇外翻等常见骨科疾病的健康教育重点内容。

本书服务于骨科医务人员，指导医务工作者为患者提供科学、易懂、有针对性的健康教育，同时也可为大众提供专业的科普知识，解读骨科相关疾病的常见认识误区。

本书在编写过程中，得到四川大学华西医院护理部及科室领导的支持和帮助，在此向他们致以真诚的感谢。鉴于时间紧迫及编写人员水平所限，不足之处在所难免，恳请广大读者批评指正。

宁宁　陈佳丽

2022 年 6 月

目 录

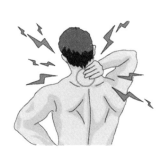

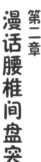

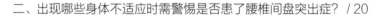

第一节　就诊篇

第二节　入院篇

第三节　住院篇

第二章 漫话腰椎间盘突出症

第三章　漫话脊柱侧弯

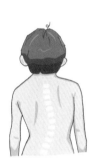

第四章　漫话髋关节置换

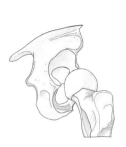

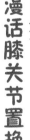

第五章　漫话膝关节置换

第二节 入院篇

第三节 住院篇

第四节 出院篇

第六章
漫话髋部骨折

第一节 就诊篇

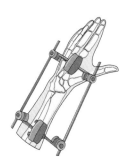

第七章　漫话上肢骨折

第一节　就诊篇

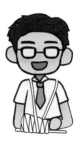

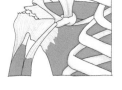

第九章 漫话前交叉韧带损伤

第四节　出院篇

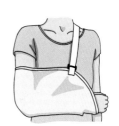

第十章　漫话骨肿瘤

第一节　就诊篇

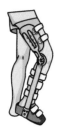

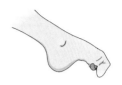

第四节　出院篇

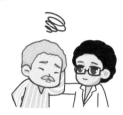

第一章

漫话颈椎病

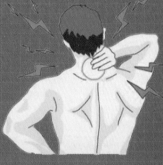

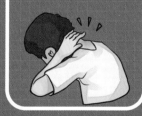

第一节 就诊篇

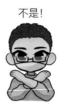

不是！

一、脖子不舒服就是颈椎病吗？

颈椎病是指因颈椎间盘退变，导致脊髓、神经、血管损害以及由此所表现出的相应症状和体征。

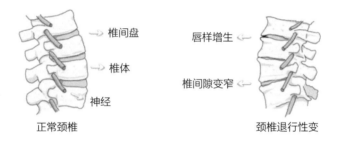

正常颈椎　　　　　　　　　　　　　　颈椎退行性变

二、得了颈椎病会有哪些表现？

颈椎病主要分为 5 种类型：颈型、神经根型、脊髓型、椎动脉型、交感神经型。

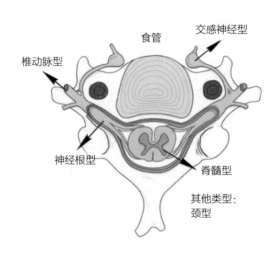

不同分型症状也有所不同

颈椎病通常表现为颈部疼痛、上肢麻木、头晕头痛等，还可能出现视力下降、颈部疼痛等情况。但不同分型症状有所不同。

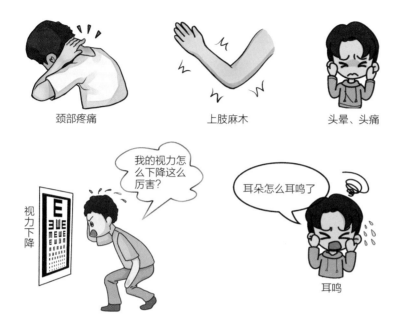

颈部疼痛　　　　上肢麻木　　　　头晕、头痛

视力下降

我的视力怎么下降这么厉害？

耳朵怎么耳鸣了

耳鸣

（一）颈型

颈型通常表现为颈肩部疼痛，颈肩部肌肉酸痛、僵硬，颈椎曲度变直等。

（二）神经根型

神经根型通常表现为颈肩疼痛，可能伴有麻木等感觉异常，同时可有上肢无力，手指动作不灵活等表现。

（三）脊髓型

脊髓型通常表现为四肢乏力，步态不稳，脚踩棉花感；后期可出现尿频，排尿排便困难等。

（四）交感神经型

交感神经型通常表现为头晕，头痛，视力下降，听力减退，血压升高或下降，发汗，心慌或心动过缓等。

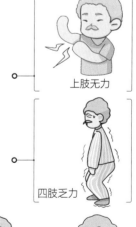

上肢无力

四肢乏力

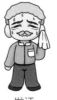

发汗　　　　心慌
　　　　心动过缓

3

（五）椎动脉型

椎动脉型通常表现为偏头痛、恶心、呕吐、听力减退、视力障碍、眩晕、猝倒等，且进行转头等动作后加重。

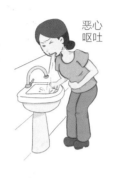

恶心
呕吐

猝倒

三、为什么会得颈椎病？

（一）颈椎间盘退行性变

颈椎间盘退行性变是引起颈椎病的最基本原因。随着年龄增长，颈椎间盘发生退行性变，主要表现为椎间隙狭窄、颈椎骨质增生、颈椎间盘突出等，最终导致脊髓、神经及血管受刺激或压迫。

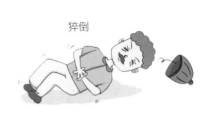

正常椎间盘
椎间盘退变
椎间盘膨出
椎间盘突出
椎间隙变窄

颈椎退变过程

椎体边缘
骨质增生

（二）头颈部外伤

外伤会使原已退变的颈椎和椎间盘损害加重，更易诱发颈椎病。常见于运动员赛前未做好充分准备而突然运动，也常发生于患者在交通意外中遭遇突然刹车。

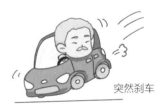

突然刹车

（三）慢性劳损

长期低头、睡姿不正确、枕头高度不当、坐姿不正确等导致颈部软组织劳损，加速了颈椎退行性变的发展。

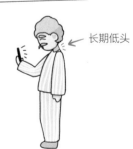

长期低头

（四）颈椎先天性椎管狭窄

颈椎椎管较正常人群狭窄的人，哪怕出现轻微的颈椎间盘突出，也会引起临床症状。

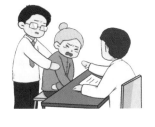

椎管狭窄

四、到门诊看病时，需要配合医生做什么？

（一）了解病史

职业、工作体位、是否受过外伤、出现症状的时间、性质及程度等信息有利于疾病的诊断，患者应配合医生的询问。

（二）体格检查

1. 压痛点检查　按压颈部，查看是否有压痛。

2. 颈椎活动范围　查看颈部是否出现左右旋转、前后屈伸等活动受限情况。

3. 特殊检查　需要医生进行颈椎专科检查，包括压头试验、双侧臂丛牵拉试验等。

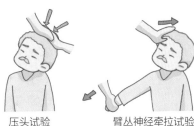

压头试验　　　　臂丛神经牵拉试验

五、为了进一步明确是否患颈椎病，还需要做哪些检查？

（一）颈椎 X 线检查

颈椎正位片、侧位片、斜位片。

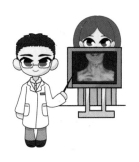

（二）颈椎 CT 检查

从横断面的角度显示颈椎的解剖及病理变化。

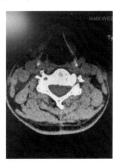

> **注意事项** 颈椎 X 线检查和 CT 检查时，须去除检查部位的厚衣服以及金属饰物，以免遮盖病变部位。

（三）颈椎磁共振扫描

颈椎磁共振扫描可显示颈椎骨质和软组织的病理变化。

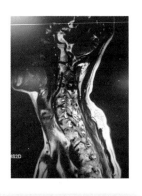

> **注意事项** ①勿佩戴金属物品及磁性物件（钥匙、手机、助听器、项链、耳环、硬币等）。②妊娠患者，体内有其他金属植入物、异物或避孕环的患者，安有心脏起搏器、动脉瘤术后体内有金属夹的患者，请于检查前告知检查室医务人员。

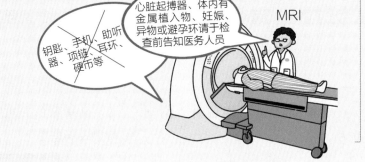

六、医生建议保守治疗，具体该怎么治疗？

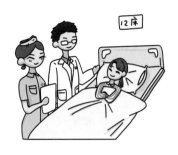

（一）卧床休息

急性疼痛发作或初次发作时，应适当卧床休息，病情严重者应卧床休息 2 ~ 3 周。

（二）佩戴颈托

颈托可以固定和保护颈椎，但不宜长期佩戴，因为长期使用颈托可导致颈部肌肉萎缩及颈椎活动不良。

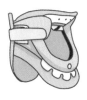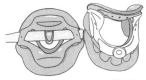

颈托后片　　颈托前片

（三）物理治疗

保守治疗期间可以选择康复科的理疗方式，包括超声波疗法、磁疗、针灸、电疗、光疗等，可以消除神经根及软组织的水肿，改善局部血液循环，缓解颈部肌肉痉挛。根据医生对病情的专业判断，选择推拿按摩，但注意手法要轻柔，否则可能造成脊髓损伤。

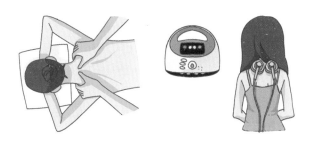

七、颈椎病的手术治疗方式都有哪些？

颈椎病的手术目的主要是解除压迫，重建稳定结构。根据切口将手术分为颈椎前路和颈椎后路两种。根据手术的方式分为椎体融合术和椎间盘置换术，前一种重点是保持颈椎的稳定性，后一种重点是保留颈椎节段的活动度。

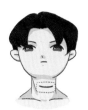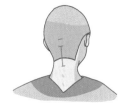

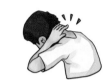

第二节 入院篇

一、什么情况下需要入院做手术？

如果出现下列情况，需要考虑入院手术治疗：

1. 疼痛剧烈，保守治疗无效，患者的日常生活及工作受到严重影响。

2. 脊髓型颈椎病患者，伴有神经功能障碍或症状进行性加重。

3. 因颈椎病引起多次眩晕或猝倒，经非手术治疗无效。

二、在接到住院通知到入院前应该准备些什么？

（一）物品准备

1. 入院证、身份证、医保卡、银行卡。

2. 院前的检验报告、影像学资料等。

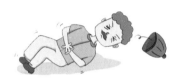

3. 换洗衣物、洗漱用品及其他个人用品。

（二）调整生活方式

1. 手术前两周须戒烟、戒酒。

2. 为女性患者手术应避开月经期。

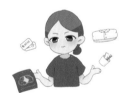

3. 适当休息，保障充足睡眠，同时避免过度劳累。

三、怎么缓解手术前内心的紧张情绪？

（一）心理准备

1. 了解颈椎病基础知识，树立治疗信心。

2. 主动与家属交流沟通，避免过度担心及焦虑。

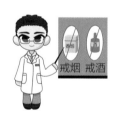

3. 保持平和的心态，入院后积极配合医生及护士。

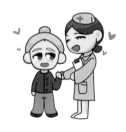

（二）社会支持

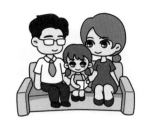

1. 主动向家属寻求帮助，积极沟通，赢得家属的支持和鼓励。

2. 已经发生晕眩、跌倒的患者须有一名家属陪同入院。

第三节 住院篇

一、听说术前要配合医护人员进行术前训练，具体该怎么做？

（一）小便的管理

术前 2 天开始指导患者练习床上解小便，嘱患者进入手术室前在病房排尽小便。

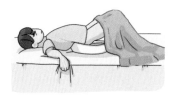
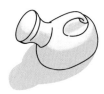

（二）大便的管理

嘱患者使用坐便器，避免用力解大便，必要时可使用润肠通便的药物帮助排便。

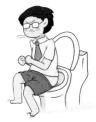

（三）术前气管推移训练

1. 适用范围　经前路手术的颈椎病患者术前训练。

2. 应用目的　为颈椎手术做准备，适应手术过程，避免术中牵拉损伤，减轻术后吞咽不适。

3. 训练时间　术前一天，或确定手术方案后到手术前。

4. 训练方法　操作者修剪好指甲，患者平躺，颈部过伸位，充分暴露颈部。操作者站于患者右侧，右手拇指和食指指腹顺着喉结往下，停在甲状软骨边缘两侧，轻柔、缓慢地摇晃几次。右手拇指轻柔、缓慢地将甲状软骨由右向左推移，开始时用力尽量缓和，频率为 5 次 /min，让患者逐渐适应，推移 5 ~ 8 分钟后，用力稍微加强，尽量将气管、食管推移过颈部中线 1cm，保持 5 分钟或更长。双手活动良好的患者可以自己进行推移训练。

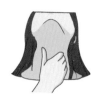
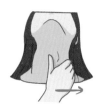

二、医生查房时说做手术前要注重营养，那是什么都可以吃吗？

1. 普通患者 普食。

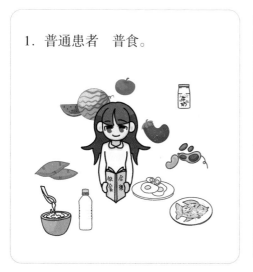

2. 糖尿病患者 糖尿病饮食。

婆婆您有糖尿病，要以高纤维饮食为主，少量多餐，还可以吃苹果、樱桃、火龙果等水果，少量多次！

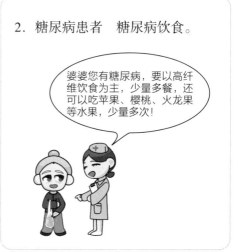

3. 高血压病患者 低盐饮食。

你有高血压病要少吃油和盐，少吃动物内脏、肥肉、奶油等，多吃绿色蔬菜及新鲜水果！

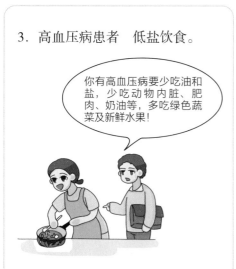

4. 高脂血症患者 低脂饮食。

医生说您有高脂血症，要少吃甜食，少吃动物内脏、奶油、蛋黄等，多吃绿色蔬菜及新鲜水果！

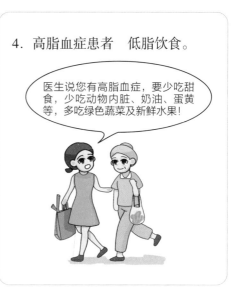

三、手术当天可以吃饭吗？具体可以吃些什么？

（一）术前 1 晚

术前 1 晚在正常饮食后加餐高蛋白营养制剂，为患者补充能量以降低术中应激反应。

11

（二）术前 2 小时

术前 2 小时可饮用不超过 200ml 含糖的清亮液体或术前 2 小时碳水化合物营养制剂，增加患者舒适度，避免术前口渴、低血糖等不良反应的发生。

（三）术前 6 小时

术前 6 小时可吃稀饭、馒头或术前 6 小时碳水化合物营养制剂，为患者手术补充能量。

（四）术后返回病房

术后患者返回病房，麻醉清醒后即可饮用温水 50 ~ 100ml。

（五）术后返回病房 2 小时

返回病房 2 小时后，若患者饮水无恶心、呕吐、呛咳，可以适量进食稀饭、面条等流质、半流质饮食或进食术后当天第一餐营养制剂，以补充蛋白质，帮助患者消化。食用 2 小时后还可以继续进食术后当天第二餐营养制剂，然后逐渐过渡为正常饮食。

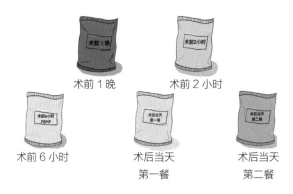

术前 1 晚　　术前 2 小时

术前 6 小时　　术后当天第一餐　　术后当天第二餐

四、手术以后需要大鱼大肉吗？

术后饮食同术前常规饮食，尽量吃清淡、易消化、富含高蛋白的饮食，避免辛辣刺激饮食，以免对胃肠道消化功能产生影响。

五、住院期间需要吃哪些药？需要注意什么？

1. 镇痛药物。
2. 镇静睡眠药物。

3．其他

（1）合并神经病理性疼痛的患者，可在医护人员指导下服用普瑞巴林等。

（2）有基础疾病的患者需用药控制血压、血糖。

（3）内置物手术常规术中、术后预防性使用抗生素。

（4）为避免干扰凝血机制，术前5～7天停止服用阿司匹林、利血平、吲达帕胺等。

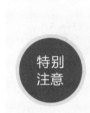　在使用任何药物时出现不良反应，应及时告知医护人员。

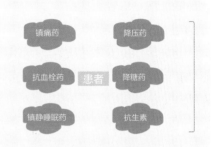

六、住院期间怎么处理手术部位皮肤和术后伤口？

（一）术前

　　术前清洗手术部位周围皮肤（必要时剃胡须、扎头发）。

（二）术后

　　1．出院当日更换敷料。

　　2．保持颈部敷料干燥。

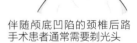

伴随颅底凹陷的颈椎后路手术患者通常需要剃光头

　　3．手术使用不可吸收缝线的患者，术后2周前往门诊由医生查看伤口愈合情况后拆线。

　　4．手术使用可吸收线的患者，术后无须拆线。

　　5．术后7～14天若伤口无红肿、渗出即可沐浴。

　观察伤口是否出现红肿、渗出液增多等情况，如有需及时与医护人员联系。

七、手术后会出现什么情况？危险吗？

（一）吞咽不适

吞咽不适为气管插管及手术牵拉后的正常反应，此症状为暂时性的，一般持续几天或几周。

吞咽不适

（二）颈肩部疼痛

长时间平躺或佩戴颈托后常出现的症状，按医生指导进行功能锻炼可减轻相应症状。

（三）上肢疼痛、麻木

上肢疼痛、麻木主要由手术减压后神经根水肿导致，一般为暂时性的症状，请告知主管医生，可行药物治疗，以营养神经。

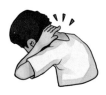

八、术后需要做功能锻炼吗？有哪些注意事项？

术后颈部功能锻炼适用于颈椎间盘置换术后的患者，目的是保持颈椎活动度，加强颈肩部肌肉力量，缓解肌肉痉挛。

（一）动作内容

前屈—后伸—右侧偏—左侧偏—右旋转—左旋转。

| 前屈 | 后伸 | 右侧偏 | 左侧偏 | 右旋转 | 左旋转 |

（二）时间及频率

术后 3 周内，每日 3~5 次，每次 5~10 个循环。3 周后至 3 个月内佩戴颈托限制颈部活动。

九、医生反复强调颈托佩戴很重要，具体该怎么戴？

（一）卧位佩戴

先佩戴颈托后片，再佩戴颈托前片，颈托后片的上缘应靠近枕骨，下缘应靠近双肩，颈托前片的上凹槽应托住下颌，然后贴两侧魔术贴，将颈托前后片结合紧密，最后检查颈托松紧度，能放进一指为宜。

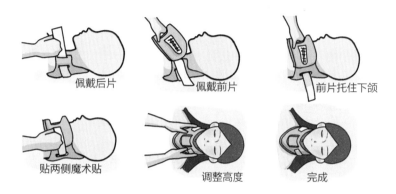

佩戴后片　　　　佩戴前片　　　　前片托住下颌

贴两侧魔术贴　　　调整高度　　　　完成

（二）坐位佩戴

一手将颈托的后片置于枕颈部中央位置，另一手妥善放置好前片位置，固定住下颌，贴两侧魔术贴，然后调解至适合高度，使得颈托前后片紧密贴合。

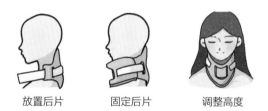

放置后片　　　　固定后片　　　　调整高度

十、戴好颈托以后，该怎么下床？

首先卧位佩戴好颈托，然后双手护颈，侧卧，一手肘支撑，另一手掌辅助，下腿，最后坐起，注意坐起后需要在床旁静坐 5~10 分钟后无头晕、心慌、出汗等不适后再下床活动。

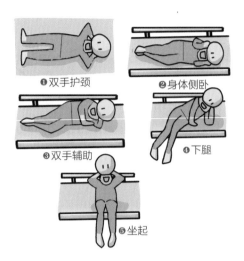

❶双手护颈　　❷身体侧卧　　❸双手辅助　　❹下腿　　❺坐起

十一、该怎么清洗维护颈托？有什么注意事项吗？

用软刷蘸温水或冷水加普通洗洁精进行清洗，用毛巾吸干多余水分，平铺于阴凉处晾干。不可使用吹风机或在烈日下暴晒，或用具有强腐蚀性的清洁剂进行清洁，以免变形。

第四节 出院篇

一、要达到什么标准才可以出院?

颈椎手术后,如没有特殊情况,一般为术后 2 ~ 5 天可以出院。

二、办理出院有哪些流程,需要准备什么?

出院办理

1. 患者一旦符合出院标准,医生提前通知患者做好出院准备。

2. 医生开具出院证,护士办理完成后会送至患者床旁,交代出院后相关注意事项。

3. 前往医院财务处结账报销后,收拾好物品即可出院。

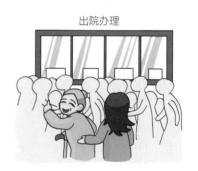

三、出院以后康复期需要注意哪些?

(一)避免外伤

乘车时注意系好安全带并避免乘车时睡觉,以免急刹车时颈部肌肉松弛更容易损伤颈椎;条件允许的情况下,进行按摩推拿需要到正规医院,按摩推拿时手法轻柔,避免损伤椎间盘及脊髓。

(二)避免风寒、潮湿

夏季注意避免空调直吹颈部,出汗后不可吹凉风和用冷水冲洗。

(三)适度的体育运动和功能锻炼

出院后继续进行颈部功能锻炼,每天做米字操,增加颈部肌肉力量;体力恢复后逐渐进行慢跑、游泳、球类等体育运动。

四、回家以后感觉没有安全感，很恐慌，该怎么办？

1. 正确掌握颈椎病相关知识。

2. 与家属有效沟通，缓解焦虑，保持良好的社会支持。

3. 寻求专业帮助，严重焦虑导致睡眠障碍的患者适当使用抗焦虑及改善睡眠药物。

五、出院以后还需要回院复查吗？多久复查一次？

一般于术后 1 个月、3 个月、6 个月、12 个月回院复查，此后每 1～2 年复查一次。复查的内容一般包括：颈椎影像学检查，颈椎活动度，颈椎功能恢复情况等。

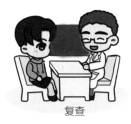

复查

（王立群　陈佳丽　宁宁　贾丽娟）

第二章

漫话腰椎间盘突出症

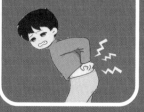

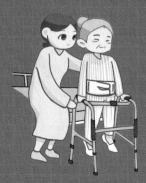

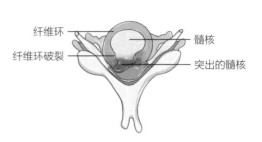

第一节 就诊篇

一、什么是腰椎间盘突出症?

腰椎间盘突出症是指腰椎间盘的纤维环破裂和髓核组织突出,压迫和刺激相应水平的神经根,从而引起一系列症状和体征。

纤维环
纤维环破裂
髓核
突出的髓核

二、出现哪些身体不适应时需警惕是否患了腰椎间盘突出症?

腰椎间盘突出症通常表现为腰痛、下肢放射痛、大小便失禁、性功能障碍等。

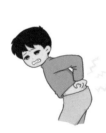
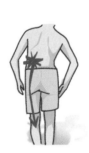
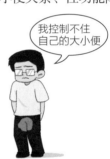

我控制不住自己的大小便

三、为什么会得腰椎间盘突出症?

(一)椎间盘退行性变

椎间盘的退行性变是导致腰椎间盘突出症最主要的原因,影响椎间盘退行性变发生发展的因素有年龄、性别、吸烟、动脉粥样硬化等。

(二)外伤

外伤是腰椎间盘突出症的主要诱因。例如在搬重物、挖掘等体力劳动中,或在掷铁饼、跳高、跳远等竞技运动中因用力不当受伤时可引起。

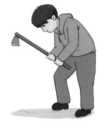
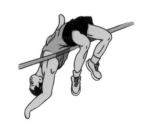

（三）过度负荷

长期坐位、久站或从事重体力工作的人群容易因过度负荷导致椎间盘退行性变和突出。

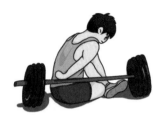
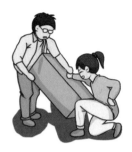

（四）妊娠

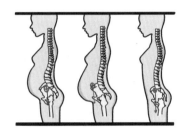

孕妇在怀孕期间体内激素水平改变会造成肌肉韧带松弛，再加上胎儿不断发育会造成腰腹部负担加重，容易造成孕妇腰椎间盘突出症的发生。

（五）遗传因素

有研究表明，腰椎间盘突出症有明显的家族聚集现象。

（六）其他因素

寒冷和潮湿会影响血管与肌肉，使椎间盘压力增加进而导致腰椎间盘突出症的发生；腰骶部先天性发育异常也会引起腰椎间盘突出。

四、腰椎间盘突出症有哪些类型？

1. 膨出型，纤维环部分破裂，表层完整。
2. 突出型，纤维环完全破裂，髓核凸向椎管。
3. 脱出型，突出的髓核穿破后纵韧带，呈菜花样。
4. 脱垂游离型，大块髓核组织完全突入椎管内。

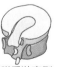

膨出型　　　　突出型　　　　脱出型　　　脱垂游离型

五、为了明确是否患腰椎间盘突出症，需要做哪些检查？

（一）X 线平片检查

正位片、侧位片。

（二）CT 检查

CT 检查可清楚地显示椎间盘突出的部位、大小、形态和神经根受压移位的情况。

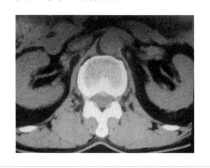

（三）磁共振检查

磁共振检查能够清楚地了解椎间盘退行性变、髓核突出的情况。

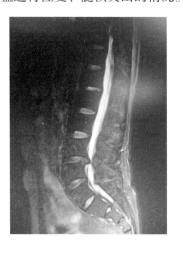

（四）其他检查

通过肌电图检查判定受损的神经根。进而推断出腰椎间盘突出及其部位。另外还有造影检查、超声检查、放射性核素扫描等。

六、得了腰椎间盘突出症如果不想做手术，该怎么治疗？

（一）选择合适的床垫

患有腰椎间盘突出症的患者睡眠时应选择软硬适合、支撑性良好的床垫及薄厚、软硬适宜的床褥；床的高度要稍微低一些，最好是患者刚坐起时，双脚可着地。

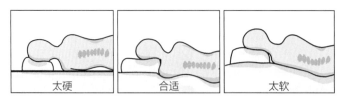

太硬　　合适　　太软

（二）牵引治疗

骨盆牵引时患者仰卧于床上，床尾抬高 15 ～ 25cm，牵引重量依据体重及耐受情况而定。

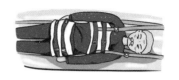

（三）佩戴腰围

佩戴腰围可以限制腰部活动，使腰椎间盘局部得到充分休息。

（四）药物治疗

使用非甾体抗炎药，作用为解热、镇痛、消炎。

（五）理疗

推拿、按摩可缓解肌肉紧张，减轻椎间盘压力。医生会根据患者腰椎突出程度、是否存在脊髓压迫等情况来决定是否能够进行按摩。因此，要遵循医嘱，不能擅自按摩，避免加重损伤。另外还有电疗、光疗、热疗等。

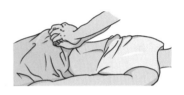

七、腰椎间盘突出症的手术治疗方式都有哪些?

腰椎间盘突出症的手术方式较多，包括腰椎间盘置换术、腰椎间盘融合术、标准椎间盘切除术、经皮内镜腰椎间盘切除术和化学融核术等，目前临床常用的经皮内镜腰椎间盘切除术包括经椎板间（PEID）和椎间孔（PETD）两大途径，其手术优点为出血少、创伤小（手术切口约 7mm）、疼痛轻、康复快。

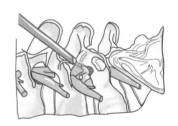

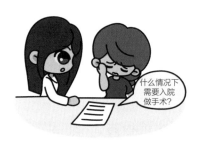

第二节 入院篇

一、什么情况下需要入院做手术?

1. 经过半年以上非手术治疗无效,症状反复发作,病情逐渐加重,严重影响生活工作的患者。

2. 出现大小便失禁、性功能障碍情况的患者,应尽快进行急诊手术。

3. 有出现明显神经功能障碍症状的患者。

二、在接到住院通知到入院前应该准备些什么?

(一) 物品准备

1. 入院证、身份证、医保卡、银行卡。

2. 院前的检验报告、影像学资料等。

3. 换洗衣物、洗漱用品及其他个人用品。

(二) 调整生活方式

1. 手术前两周须戒烟、戒酒。

2. 洗漱用品及其他个人用品。

3. 适当休息,保障充足睡眠,同时避免过度劳累。

第三节　住院篇

一、听说术前要配合医护人员进行术前训练，具体该怎么做？

（一）床上平移

1. 目的　预防压力性损伤、静脉血栓发生。

2. 行为要点　患者平卧于床上，双手放于身体两侧，双下肢屈膝抬起臀部和腰部向左（右）移动；再将头、肩、胸向一侧移动。

（二）床上翻身

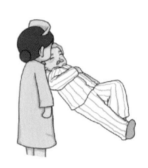

1. 目的　减少腰部扭转，预防腰椎间盘突出症加重或复发。

2. 行为要点　患者平卧于床上，若向右侧翻身，可先向左侧平移，将右腿伸直，左腿弯曲，身体呈一条直线翻向右侧，左手扶住床挡，保持颈、胸、腰在同一直线，防止坠床。

（三）俯卧位训练 / 趴床训练

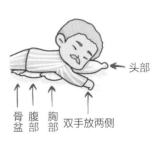

头部

骨　腹　胸
盆　部　部　双手放两侧
部

1. 目的　适应术中体位要求，可提高手术耐受性。

2. 行为要点　遵医嘱术前练习俯卧位，分别在头部、胸部、腹部、骨盆放置一个枕头。双手放在头两侧，头偏向一侧。开始时每次 30 ~ 40 分钟，每天 3 ~ 5 次，最后能够达到每次 40 ~ 60 分钟。

二、住院期间的饮食需要注意些什么？什么都可以吃吗？

（一）手术前

术前需要注重补充营养，普通患者进行常规饮食，但患有糖尿病、高血压、高脂血症等其他基础疾病的患者应按照医嘱进行糖尿病饮食、低盐饮食、低脂饮食等。

25

（二）手术当天

1. **手术前1晚**　在正常饮食后加餐营养科配置的高蛋白营养制剂，为患者补充能量以降低术中应激反应。

2. **术前2小时**　可饮用不超过200ml的含糖清亮液体或碳水化合物营养制剂，增加患者舒适度，避免术前口渴、饥饿烦躁、低血糖等不良反应的发生。

3. **术前6小时**　可吃稀饭、馒头或术前6小时碳水化合物营养制剂，为患者手术补充能量。

4. **术后返回病房**　患者麻醉清醒后即可饮用温水50～100ml。

5. **返回病房2小时**　若患者饮水无恶心、呕吐、呛咳，可以适量进食稀饭、面条等流质、半流质饮食或进食营养科配置的术后当天第一餐营养制剂，以补充蛋白质，帮助患者消化。食用2小时后还可以继续进食营养科配置的术后当天第二餐营养制剂，然后逐渐过渡为正常饮食。

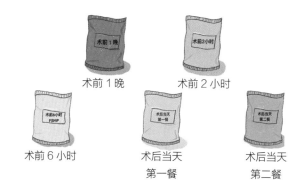

术前1晚　　术前2小时

术前6小时　　术后当天　　术后当天
第一餐　　　第二餐

（三）术后

术后饮食同术前常规饮食，尽量吃清淡、易消化、富含蛋白质的饮食。

三、住院期间需要吃哪些药？需要注意什么？

1. 消炎镇痛药物洛索洛芬钠片、塞来昔布胶囊等。

2. 合并神经病理性疼痛的患者，可在指导下服用加巴喷丁或普瑞巴林等。

3. 镇静放松改善睡眠类药物，如溴化钠口服液、阿普唑仑等。

4. 高血压、糖尿病患者需用药控制血压、血糖。

5. 为避免干扰凝血机制，请勿服用阿司匹林或者含阿司匹林的药物镇痛，以及布洛芬类药物。

6. 糖尿病、免疫功能低下、翻修手术、老年患者等会根据情况预防性使用抗生素。

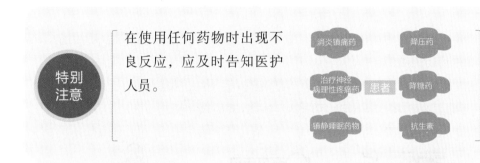

特别注意

在使用任何药物时出现不良反应，应及时告知医护人员。

消炎镇痛药　　　　降压药

治疗神经病理性疼痛药　患者　降糖药

镇静睡眠药物　　　抗生素

四、住院期间怎么处理手术部位的皮肤和伤口？

（一）术前皮肤准备

1. 手术部位及周围皮肤停止贴膏药。

2. 清洗手术部位周围皮肤。

（二）术后伤口管理

1. 微创的患者术后第 3 天可拆除敷料、淋浴；其他患者常规术后 2 周拆线。

2. 观察伤口区域有无红肿、渗出等。

3. 监测体温，如超过 38℃或伤口有异常变化时，请及时与医护人员联系。

五、医生反复强调腰围佩戴很重要，具体该怎么戴？

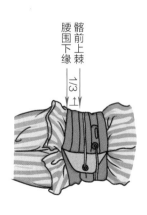

髂前上棘

腰围下缘

1/3

（一）目的

腰椎制动、保护腰椎、避免扭伤。

（二）行为要点

患者平卧于床上，屈膝抬臀佩戴腰围，腰围的下三分之一须包裹住髂骨的最高点。

（三）佩戴时间

佩戴时间一般为术后 4~6 周。

六、佩戴好腰围以后，该怎么上下床?

佩戴好腰围正确侧身上下床，可以避免腰部扭转，预防腰椎间盘突出症复发。

（一）下床行为要点

患者平躺，将身体移至床旁，翻身侧卧，将双腿放到床下，一手肘支撑，另一手掌辅助，将上身撑起，在床旁坐 3 分钟后再缓慢起身活动。

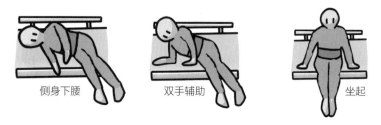

侧身下腰　　　　　　双手辅助　　　　　　坐起

（二）上床活动要点

患者坐于床旁，双上肢撑起，身体侧卧倒在床上，双腿移至床上，身体翻转成平卧。

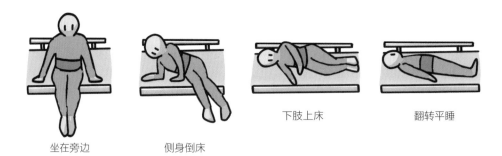

坐在旁边　　　　侧身倒床　　　　下肢上床　　　　翻转平睡

七、术后需要做功能锻炼吗? 有哪些注意事项?

（一）呼吸功能锻炼

将软管与呼吸训练器外接口相连后，将软管另一头与咬嘴相接，连接好后用嘴含住咬嘴进行深长的呼气，

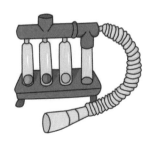

尽量依靠呼出的气体保持小球的上升状态，结束后放开咬嘴再开始吸气，整个过程保持呼吸平衡，循序渐进，重复练习。

（二）屈膝踝泵运动

膝关节弯曲，踝关节背伸、趾屈每次保持 3 秒，每日 6 ~ 8 组，每组 10 ~ 20 次。

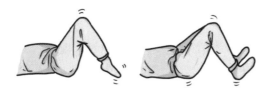

（三）屈膝蹬自行车锻炼

屈膝，单腿模拟蹬自行车动作，每次 5 ~ 6 圈，每日 6 ~ 8 组，每组 10 ~ 20 次，两腿交替进行。

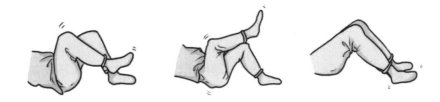

八、术后还存在疼痛是正常的吗？该如何解决？

术后疼痛（如灼烧感、针刺感，可在术前相同区域或其他区域）是常见现象，有些患者可能还会出现术后下肢麻木，感觉过敏（轻微刺激可引起强烈反应）。但这些症状只是暂时的，一般会持续几天或者几周。术后 3 个月内可能突然出现相似的疼痛，称为术后疼痛闪现，也是正常现象。

若症状无减轻或持续加重，应与主管医生联系，可行神经阻滞或神经营养药物治疗，如加巴喷丁、普瑞巴林或甲钴胺等。

第四节 出院篇

一、什么时候才可以出院?

微创患者一般安排在术后第 1 天，其他患者常规术后 5 ~ 7 天出院。

二、出院有什么需要注意的事情?

（一）出院方式

家属使用轮椅推送患者到车前，让其坐卧于
副驾驶座位，系安全带，尽量放平座椅靠背，使
患者基本平卧，以减少对腰椎手术部位的震动。

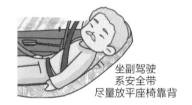

坐副驾驶
系安全带
尽量放平座椅靠背

（二）休息时间

患者家距离医院为 2 小时车程内，即可出院后立刻返家，如超过 2 小时车
程，建议每 2 小时停车休息 5 ~ 10 分钟。

三、出院后还需要功能锻炼吗? 具体该怎么做?

术后 1 ~ 3 周，疼痛是
提醒患者需要休息的红色
警报，术后 1 ~ 3 个月的锻
炼以散步、游泳、骑自行
车、爬山、慢跑等相对温
和的运动为主，可适当进
行拱桥式腰背肌力锻炼。
3 个月后的锻炼计划以门
诊复诊，医生指导为准。

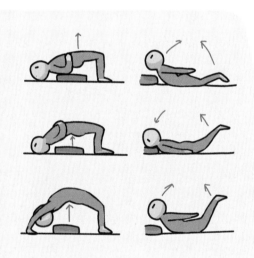

四、出院后日常生活习惯有什么需要改变的吗？

（一）怎么躺

1. 休息时应躺在床上，避免躺在沙发、躺椅上。

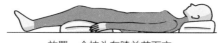

放置一个枕头在膝关节下方
有利于保持脊柱的自然曲度

2. 起床时，侧身起卧。

（二）怎么坐

1. 避免久坐。

2. 选择凳腿长 40～45cm 的硬座带靠背的扶手椅，注意正确坐姿。

3. 术后第 1 天坐 15 分钟左右起身走一走。

4. 术后第 2 天坐 20 分钟左右起身走一走。

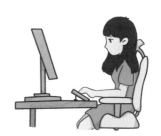

（三）怎么走

1. 微创手术患者术后第 2 天可以在室内走动。

2. 若患者无不适可考虑到室外活动。

3. 患者前几次行走需要家人的陪伴。

4. 患者每天逐渐增加行走距离。

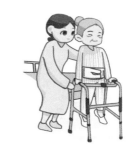

（四）其他

1. 患者如需驾车，建议术后 1 个月在保证安全的前提下，逐渐增加驾驶距离。

2. 患者驾驶汽车时应保证良好坐姿。

3. 在痊愈之前，患者应避免性生活。

4. 为减少对神经根刺激，一般术后一个月内不做直腿抬高，蹬自行车等功能训练。

（王立群　陈佳丽　宁宁　杨兴海）

第三章

漫话脊柱侧弯

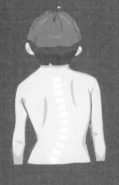

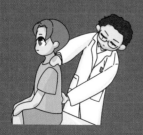

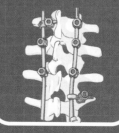

一、弯腰驼背就是脊柱侧弯吗?

不是。正常人的脊柱从背面看应该是呈一条直线的,但如果有一个或多个节段偏离中线向一侧弯曲,就是脊柱侧弯,又叫脊柱侧凸。

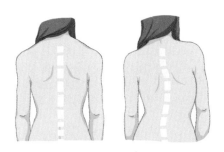

其中 Cobb 角的大小是对于任何脊柱畸形严重程度最基本的描述。Cobb 角大于 10° 即可称为脊柱侧弯。Cobb 角是组成侧弯最倾斜的椎体之间成角。

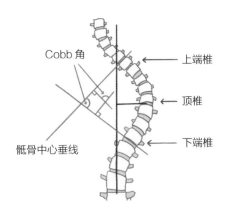

通常根据测量 Cobb 角的大小评估脊柱侧弯的严重程度,轻度脊柱侧弯 Cobb 角 < 40°,中度脊柱侧弯 Cobb 角为 40°~59°,重度脊柱侧弯 Cobb 角为 60°~79°,极重度脊柱侧弯 Cobb 角为 > 80°。

二、脊柱侧弯会有哪些表现？

1. 剃刀背，背部有不对称的隆起，一侧胸廓塌陷，一侧隆起。

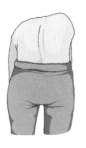

2. 躯干部有咖啡牛奶斑，背部异常毛发。

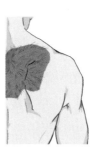

3. 双肩不等高，骨盆倾斜，双下肢不等长。

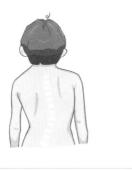

4. 女孩双侧乳房发育不均，左侧的乳房往往较右侧大。

三、坐姿不良会导致脊柱侧弯吗？

目前没有确切科学证据表明坐姿不良会导致脊柱侧弯，但良好坐姿有利于维持正常脊柱序列及形体姿态，所以纠正孩子的不良坐姿是十分必要的。

四、什么原因会导致脊柱侧弯？

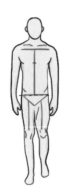
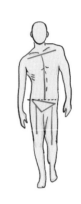

（一）非结构性脊柱侧弯

　　1. 姿势性侧弯。

　　2. 腰腿疼痛，如椎间盘突出症、肿瘤。

　　3. 双下肢不等长。

　　4. 髋关节挛缩。

（二）结构性脊柱侧弯

　　1. 特发性脊柱侧弯　最常见的脊柱侧弯类型，与基因和遗传具有一定关系，但病因不明。又叫青少年特发性脊柱侧凸。

　　2. 先天性脊柱侧弯　主要由胚胎时期脊柱两侧生长不对称而导致。

　　3. 神经肌肉性　分为神经源性和肌源性，常见于小儿麻痹后遗症、脑瘫、脊髓空洞症、进行性肌萎缩症等。

　　4. 后天获得性脊柱侧凸　如强直性脊柱炎、脊柱骨折、脊柱结核、胸廓成形术等胸部手术引起的脊柱侧弯。

　　5. 其他原因　如代谢性、营养性或内分泌原因引起的脊柱侧弯。

五、怎么知道自己有没有脊柱侧弯？

（一）观察

　　可以通过镜子观察自己的肩膀是不是高低不对称，或者骨盆是不是倾斜。

（二）亚当测试

　　通过亚当测试来自测是否存在脊柱侧弯。测试方法：脚与肩同宽站立，双手合十向前弯，另一人从后方检视背部是否有不对称的突起。

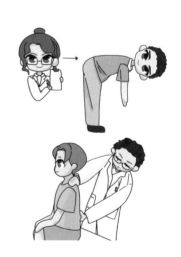

（三）医生查体

　　怀疑存在脊柱侧弯的患者，可及时前往骨科就诊。骨科专科医生可通过初步触诊判断是否存在脊柱侧弯。

（四）影像学检查

进一步确诊脊柱侧弯，可通过脊柱拍摄 X 线片或磁共振检查来明确。

六、脊柱侧弯必须要进行手术治疗吗？治疗方式有哪些？

不是。脊柱侧弯的治疗根据患者具体情况分为三种方式。

（一）观察及锻炼

适用于 $10° <$ Cobb 角 $< 25°$ 的患者。

1. 正确认识"脊柱侧弯"，对脊柱侧弯有适当的关注。主要观察双肩不等高、双下肢不等长、剃刀背等特殊临床表现的变化。

2. 定期测量身高、坐高。

3. 定期进行影像学检查，生长高峰期需每隔 3 ~ 6 个月前往医院复查 X 线一次，一般情况每 6 ~ 12 个月前往医院复查一次。

4. 根据医生的建议进行基础锻炼及脊柱侧弯特殊训练。

5. 通过对镜联系，调整平衡，纠正姿势进行自我调整。

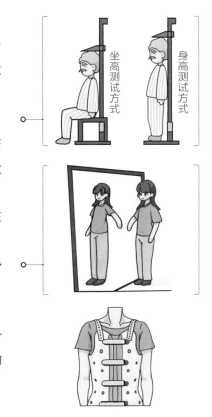

坐高测试方式　身高测试方式

（二）支具治疗

支具治疗适用于 $25° \leq$ Cobb 角 $< 45°$，骨骼发育未成熟，侧弯柔韧性较好，愿意配合的患者。主要以控制侧弯畸形进展为主。

（三）手术矫形

适用于 Cobb 角 $\geq 45°$ 的患者。目的为防止侧弯进展，矫正脊柱畸形，恢复脊柱功能。

1. 通过内固定器械强力矫形，包括前路手术、后路手术、前后联合等方式。

2. 处于生长发育高峰的患者，一般采用生长棒撑开术（在脊柱两侧置入一个支撑系统）与内固定术相结合的方案。

3. 对于脊柱畸形极重度的患者，则通常采用头盆环牵引术（头上装一个环，骨盆装半个环，两个环之间有 4 根能够伸缩的支撑棒，通过调整杆的长度，矫正脊柱畸形）与内固定术相结合的方案。

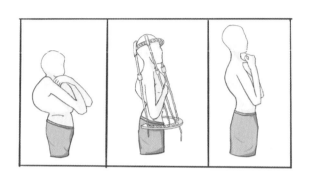

七、医生建议通过脊柱侧弯矫正训练进行治疗，具体该怎么做？

（一）基本锻炼

目的是保持脊柱良好的柔韧性，增强腰背部肌肉力量，调节平衡，提高心肺功能。

1. 吊单杠 双手紧握单杠，掌心朝外，身体悬空时保持头部居中且与脊柱尽量成一条直线，腰背以下部位放松，两小腿自然伸直并拢，双手间距离保持与肩同宽。在向上拉时，屈臂带动身体向上，使单杠接触到颈前锁骨处后停 2 ~ 3 秒。随后呼气，再使身体慢慢下降到起始姿势。重复 8 ~ 10 次为 1 个周期，次数由少到多，循序渐进。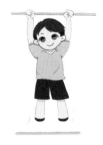

2. 飞燕式腰背肌锻炼 锻炼时俯卧于床上，去枕，双手背后，用力挺胸抬头，使头胸离开床面，同时膝关节伸直，大腿用力向后离开床面，持续 20 ~ 30 秒，然后肌肉放松休息 3 ~ 5 秒为 1 个周期，次数由少到多，循序渐进。

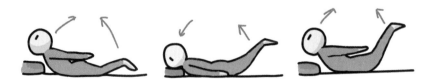

3. 低位伸展运动 在垫子上做四点支撑的姿势。先缓慢举起左手，保持身

体平衡，再缓慢举起右腿，感受举起的手脚拉伸身体的感觉。然后缓缓放下手脚，再换另一侧操作。次数由少到多，循序渐进，可用瑜伽球辅助。

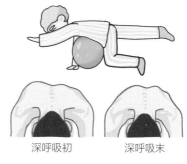

4. 运动过程配合深呼吸，有助于纠正脊柱的旋转，减小剃刀背。

5. 其他推荐运动　瑜伽、普拉提和太极。

深呼吸初　　　　深呼吸末

（二）脊柱侧凸特殊训练

训练原理为配合臀腰运动及肩背运动进行侧弯凹侧肌肉拉伸，常见的方法为施罗斯疗法，依靠辅助器械（梯子，瑜伽球等）进行站立位或跪坐锻炼。

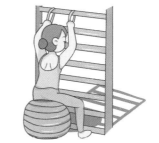

八、支具治疗脊柱侧弯需要注意什么？

1. 支具是由医院技师根据患者情况量身定做，不宜随意在外购买成品进行佩戴。

2. 支具佩戴后有 1 ~ 2 周适应期，若出现明显不适应即刻返院调整。

3. 原则上支具每天必须佩戴 23 个小时以上，睡觉时也应佩戴，只有在洗澡、锻炼时才可以暂时摘除。家属应为患者选择合适的衣服来遮蔽支具。

4. 身体某些矫正处皮肤会受压发红，应在支局内穿柔软的贴身衣物，同时每天局部热敷，用润肤露按摩，避免皮肤破溃影响支具佩戴和矫形。

5. 患者刚佩戴时，由于身体不适应和抵触情绪，需要家属耐心护理并监督佩戴情况，尽量避免斥责患者，应多鼓励患者。

6. 在佩戴支具期间，每日安排约半小时的锻炼，防肌肉萎缩。锻炼时取下支具，可选择单杠、游泳、健身操、扩胸运动等运动。

7. 根据患者生长发育情况，一般每年应更换支具，重新定做。注意如为女性患者，应注意胸部和胸廓的发育，如支具对胸部产生明显挤压时应及时更换。

8. 定期与医生进行沟通，每 3 ~ 6 个月复查 X 线，了解侧凸进展情况。

9. 若随访发现每年 Cobb 角进展＞ 5°，总的侧凸角＞ 45°，则需要手术矫正。

第二节 入院篇

一、在接到住院通知到入院前应该准备些什么？

1. 入院证、身份证、医保卡、银行卡。

2. 院前的检验报告、影像学资料等。

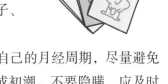

3. 患者的日常生活用品，如防滑并带后跟的鞋子、水杯、图书、带扣子的纯棉贴身衣物等。

4. 女性患者在预约入院时应主动告知医务人员自己的月经周期，尽量避免入院后月经来潮。住院期间如果患者出现月经提前或初潮，不要隐瞒，应及时告知医务人员。

二、该怎么缓解手术前内心的紧张情绪？

面对即将要做的手术，患者通常会出现紧张、害怕及恐惧的情绪，家属应鼓励、安慰患者，多陪伴患者，减少患者的不安情绪。

第三节　住院篇

一、医生查房时说做手术前要补充营养，具体应该怎么做？

脊柱侧弯的患者通常存在消瘦及营养不良，因此可能会出现免疫力降低、手术耐受性下降、伤口愈合延迟、感染风险增加等情况。因此入院前应鼓励患者：

1. 摄入足够能量，每天达到每千克体重摄入 35 ~ 40kcal 的标准。

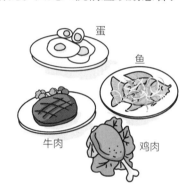

2. 建议摄入高蛋白、高维生素饮食，如鱼肉、牛肉、鸡肉、鸡蛋、牛奶等。

3. 做到平衡膳食，不偏食、不挑食。

4. 鼓励患者加强肌肉锻炼，规律进行一些简单易行的体育锻炼。

二、听说术前要配合医护人员进行术前训练，具体该怎么做？

（一）呼吸训练

将软管与呼吸训练器外接口相连后，将软管另一头与咬嘴相接，连接好后用嘴含住咬嘴进行深长的呼气，尽量依靠呼出的气体保持小球的上升状态，结束后放开咬嘴再开始吸气，整个过程保持呼吸平衡，循序渐进，重复练习。

（二）爬楼梯训练

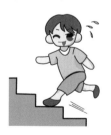

上楼梯时身体略微向前倾斜，随着手的摆动而跨步。下楼梯时应前脚掌先着地，再过渡到全脚掌着地。过程中不要过快过急，要循序渐进，同时爬楼梯后可对膝关节进行局部按摩。

（三）吹气球训练

深吸一口气至不能再吸，稍屏气后对着气球口慢慢吹气，直到吹不动为止。每次 15 ~ 20 分钟，每天 5 ~ 6 次，或根据自己的身体状况量力而行。

41

（四）小便的管理

术前 2 天开始指导患者练习床上解小便，嘱患者进入手术室前在病房排尽小便。

（五）大便的管理

嘱患者使用座便器，避免用力解大便，必要时可使用润肠通便的药物帮助排便。

三、手术当天需要做哪些准备？

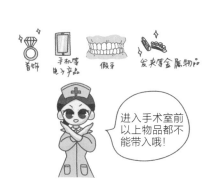

1. 患者手术当天晨起洗漱，提早为手术做准备。

2. 更换清洁病员服，摘除手表、首饰等饰品。

3. 手术当天禁食、禁饮，等待手术。

进入手术室前以上物品都不能带入哦！

四、手术以后需要大鱼大肉吗？

（一）早期饮食

建议少食多餐，做到一日三餐再加两次点心，以易消化饮食为主。

（二）中期饮食

以高蛋白、高营养、高纤维素、高维生素饮食为主。

（三）后期饮食

可逐渐恢复到正常饮食。

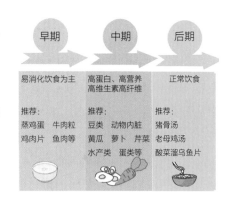

五、住院期间怎么处理手术部位的皮肤和伤口？

（一）术前

清洗手术部位周围皮肤。特殊情况如使用头盆环牵引，则需要剔除头发。

（二）术后

1. 伤口管理　保持个人清洁卫生，同时保证伤口敷料清洁干燥，并维持周围环境整洁干燥。

2. 皮肤管理　术后患者可能因卧床时间较长及佩戴支具而发生皮肤压力性损伤。可通过以下措施进行管理：①每2小时翻身一次。②利用软枕保护骨隆突处，防止压力性损伤。③保持皮肤及被褥的清洁、干燥。④佩戴支具时可穿戴较紧身的衣服并且拉平整。⑤经常观察受压皮肤的颜色，若有异常及时进行处理。

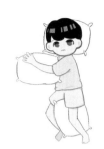

六、术后会出现什么情况？该怎样避免或处理？

（一）腹胀

术后可能出现食欲缺乏、腹胀等胃肠道不适情况，严重时可能发生肠系膜上动脉综合征等并发症，为了避免出现这种情况。可采取以下措施：

1. 少食多餐。

2. 术后早期以流质饮食为主。

3. 家属勤询问、多关心。

4. 腹胀时可以按摩、热敷腹部，促进肠蠕动。

5. 超声波电导仪干预。

（二）术后发热

由于手术创伤的反应，术后患者的体温可略微升高，可进行物理降温，多饮水、温水擦浴、冰袋冰敷及减少棉被包裹等措施，一般术后1~2日体温可逐渐恢复正常。

七、术后需要做功能锻炼吗？有哪些注意事项？

（一）踝关节背伸及跖屈训练

患者平卧或坐于床上，大腿放松，最大程度向上勾起脚尖，维持10秒左右，之后再脚尖向下，保持10秒左右，循环反复地屈伸踝关节。

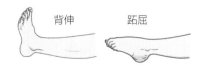

背伸　　　跖屈

（二）双下肢直腿抬高训练

患者仰卧位，一侧下肢自然屈髋、屈膝，或者直伸。向上勾起脚尖，在膝关节伸直状态下抬起下肢。距离床面 15～20cm，维持该位置 10～15 秒，然后缓慢放下。

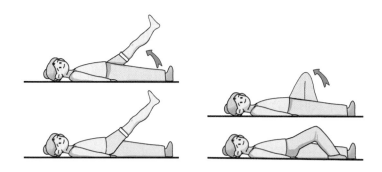

八、术后该怎么佩戴支具？有什么注意事项吗？

1. 患者侧卧位，将支具后片平整贴合背部。
2. 翻至平卧位，调整后片位置，居中放置。
3. 佩戴支具前片，将支具前片边缘压住后片。
4. 系好尼龙扣，松紧以一指为宜。
5. 注意事项：①摘除支具应在卧位状态。②每日检查有无皮肤压迫，避免皮肤磨损。③长期卧床后初次下床时应避免体位性低血压。

九、该怎么清洗维护支具？

用温水加普通清洁剂将支具清洁干净，用毛巾拭干或平放于阴凉处晾干备用。绝不可用强清洁剂用力清洗，更不可用吹风机吹干或在阳光下暴晒，以免支具变形，受力点不准。

第四节　出院篇

出院后哪些活动可以做？哪些活动不可以做？

（一）术后1~2周

以卧床休息为主，可佩戴支具下床活动，合理补充营养。

（二）术后3个月

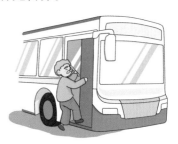

术后3个月以休息为主，可佩戴支具进行散步、上下楼梯及乘坐平稳的交通工具出行等日常活动。但不能弯腰负重，提重物，不建议参与体育运动。

（三）术后6个月

术后6个月在医生评估病情允许的情况下，可不佩戴支具进行活动。除了散步、扫地等日常活动外，还可以进行游泳这类舒缓的运动项目。

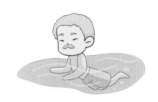

（四）术后1年

术后1年患者恢复正常生活状态，但尽量避免参与对抗性剧烈的竞技类体育活动，如足球、篮球活动等。

（王立群　李晔　陈佳丽　宁宁　刘星）

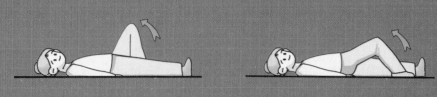
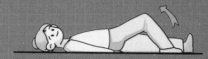

第四章

漫话髋关节置换

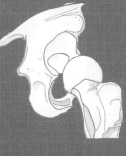

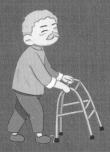

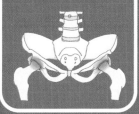

第一节 就诊篇

一、髋关节在哪里？是什么样子的？

髋关节（hip joint）由股骨头与髋臼相对构成，股骨头位于髋臼内，髋关节一边是球状，一边是窝，球深陷到窝里完全被包裹住，很类似捣蒜的杵臼。

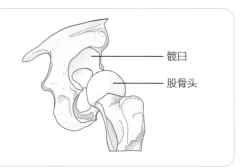

髋臼内月状面是容纳股骨头的关节面，被覆关节软骨；髋臼周围有盂唇，臼下方有圆韧带和横韧带，股骨头表明有软骨覆盖，有圆韧带与髋臼相连。

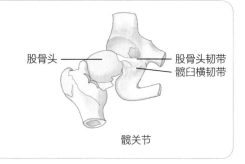

髋关节为多轴性关节，有六个活动方向，能做前屈、后伸、外展、内收、外旋及内旋运动，其正常的关节活动度为：前屈0°~130°，后伸0°~30°，外展0°~45°，内收0°~25°，内旋0°~35°，外旋0°~45°。

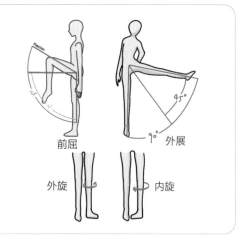

髋关节是把股骨和骨盆连在一起的关节，是下肢和身体相连的关节。当我们站立时，将手掌放在一侧腹股沟，然后将同侧腿屈膝上抬，能够明显感觉到大腿骨在上下运动、而骨盆保持不动的位置就是髋关节的位置。

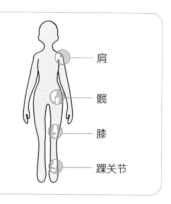

肩
髋
膝
踝关节

二、髋关节疾病常见种类有哪些？

（一）股骨头缺血坏死

股骨头血供中断或受损，引起骨细胞及骨髓成分死亡及随后的修复，继而导致股骨头结构改变、股骨头塌陷、关节功能障碍的疾病。可导致局部疼痛、活动功能受限、骨骼畸形等症状。

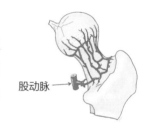

股动脉 →

（二）髋关节骨关节炎

由于髋关节面长期负重不均衡所致的关节软骨变性，或骨质结构改变的一类骨关节炎性疾病。其主要表现为臀外侧、腹股沟等部位的疼痛（可放射至膝）、肿胀、关节积液、软骨磨损、骨质增生、关节变形、关节的内旋和伸直活动受限、不能行走甚至卧床不起等。

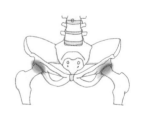

（三）髋关节类风湿关节炎

类风湿关节炎病变累及髋关节，即称为髋关节类风湿关节炎，约占 RA 总数的 5%。RA 是一种以累及周围关节为主的全身性自身免疫性炎症性疾病，其特征是慢性对称性的炎性关节病变，可伴有全身多个系统受累。未经系统治疗的 RA 可反复迁延多年，最终导致关节畸形、功能丧失。

（四）髋关节发育不良继发骨关节炎

髋关节发育不良继发骨关节炎是由于髋关节发育不良，如髋关节脱位、半脱位和髋臼发育不良等所致的关节软骨变性或骨质结构改变的一类骨关节炎性疾病。

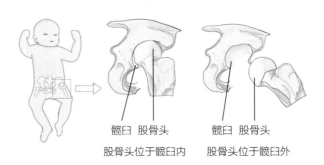

髋臼 股骨头

股骨头位于髋臼内

髋臼 股骨头

股骨头位于髋臼外

（五）强直性脊柱炎

强直性脊柱炎是以骶髂关节和脊柱附着点炎症为主要症状的自身免疫性疾病。是以脊柱为主要病变部位的慢性病，累及骶髂关节，引起椎间盘纤维环及其附近结缔组织纤维化和骨化，以及关节强直为病变特点的慢性炎性疾病。

三、哪些髋关节疾病需要做手术？

（一）终末期髋部疾病导致的疼痛或功能障碍

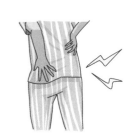

股骨头坏死、髋关节发育不良、类风湿关节炎、血友病性关节炎、髋关节退行性病变（髋关节骨关节炎、髋关节肥大性关节炎）、髋关节发育不良继发骨性关节炎、股骨颈移位骨折或陈旧性股骨颈骨折等。保守治疗无效，严重影响生活质量，可以利用手术方式以人工关节取代原有病损的全部或部分髋关节，缓解或消除患者患肢的疼痛并改善关节功能，进而达到治疗疾病的目的。

（二）患者及家属有意愿选择髋关节置换术

四、何谓髋关节置换手术？

髋关节置换术又称作人工髋关节置换，是利用手术方式将人工假体，包含股骨部分和髋臼部分，利用骨水泥和螺丝钉固定在正常的骨质上，取代原有病损的全部或部分髋关节，进而达到治疗疾病、改善关节功能的目的。

人工假体采用陶瓷、金属、高分子聚乙烯等材料，按照人体关节的构造、形态及功能制成。髋关节置换是一种治疗终末期髋部疾病的常用治疗方法，用于缓解或消除患肢的疼痛并改善关节功能。

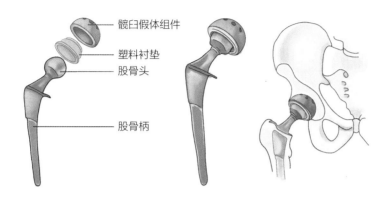

髋臼假体组件
塑料衬垫
股骨头

股骨柄

第二节 入院篇

一、入院前需要完善哪些检查？

（一）实验室检查

　　血常规、尿常规、大便常规、血型、血生化、输血全套、血沉、C反应蛋白、白细胞介素–6及凝血功能检查。

（二）辅助检查

　　胸片、心电图、骨盆平片、患髋正侧或正斜位X线片、双下肢静脉彩超。

（三）其他检查

　　必要时还需要进行血气分析、肺功能、超声心动图、动态心电图、动态血压、双下肢动脉彩超、心肌酶学、CT和核磁共振检查。

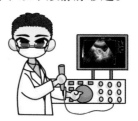

二、在接到住院通知到入院应该准备些什么？

（一）助行器

　　选择框架式固定型助行器，高度调节为站立时肘关节屈曲25°~30°恰好扶住助行器的高度。使用前要检查助行器衬垫完整性，螺丝松紧度以及固定情况。

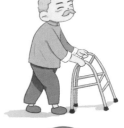

（二）防滑鞋

　　住院期间应选择防滑、软底、合脚的鞋子。

（三）坐式坐便器

三、手术前生理准备有哪些？

（一）纠正不良生活习惯

　　戒烟、戒酒；养成良好的睡眠习惯，如有入睡困难等情况可告知医生，遵医嘱使用帮助睡眠的药物。

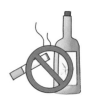

（二）控制体重

体重指数（BMI）在 28kg/m² 以上须适当减肥。

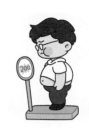

（三）保证营养供给

食欲正常的情况下进食高蛋白饮食，如早餐 2~3
个鸡蛋，牛奶；中、晚餐保持 100~150g 鱼、瘦肉等
优质蛋白摄入，配合碳酸化合物、脂肪、纤维素以均
衡饮食；如食欲缺乏可遵医嘱使用促进胃肠动力的药物。

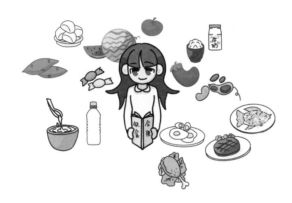

（四）预防和控制感染

如果近 3 个月内接受关节腔穿刺、针灸、小针刀等有创操作，需等待 3 个
月后再入院；入院期间注意保暖，预防感冒；保持会阴部清洁，预防泌尿系统
感染；如全身皮肤、黏膜有破溃、红肿等异常情况，如口腔溃疡、牙龈肿痛、
咽喉肿胀、扁桃体发炎等，要及时告知医护人员处理；如患鼻窦炎、牙龈炎、
手足癣等，须到相关专科就诊，控制感染后再手术。

（五）控制基础疾病

合并高血压且年龄大于 60 岁的人群，要求收缩压
< 150mmHg、舒张压 < 90mmHg，年龄小于 60 岁的人群要
求收缩压 < 140mmHg、舒张压 < 90mmHg；合并糖尿病和 /
或慢性肾病的高血压病人群要求收缩压 < 140mmHg、舒张
压 < 90mmHg；血糖需控制在 8~10mmol/L；过敏性哮喘者
避免接触过敏原。

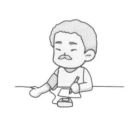

第三节 住院篇

一、听说术前要配合医护人员进行术前训练，具体该怎么做？

（一）深呼吸训练

用鼻子吸气，经鼻腔、喉部、肺部、腹部，然后呼气，循环往复地练习，每次深吸气到腹部时应用力鼓腹，后稍停 1 ~ 2 秒，再呼气、收腹。10 ~ 20 次 /h。

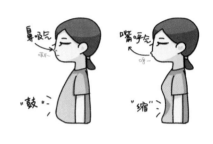

（二）咳嗽锻炼

深吸一口气，屏气，稍停片刻，短缩用力地咳嗽 1 ~ 2 次，排出痰液，10 ~ 20 次 /h。若咳嗽时气体不是突然冲出，或在喉头发出假声都视为无效咳嗽。无效咳嗽既增加疲劳、消耗体力，又达不到锻炼的目的。为避免咳嗽时飞沫喷溅，预防呼吸道疾病传播感染，可用纸巾或手帕遮挡口鼻。

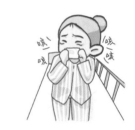

（三）爬楼梯训练和步行训练

如果患者没有冠心病、心脏衰竭等疾病，在镇痛下爬 2 层楼梯，每日 3 次；如果无法完成上下楼梯训练，可以进行平地步行训练，每次 30 分钟，每日 3 ~ 4 次，尽量一次不间断走 15 分钟。

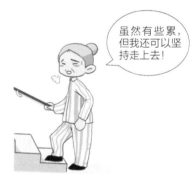

虽然有些累，但我还可以坚持走上去！

（四）股四头肌等长收缩

患者可在床上平卧，绷紧大腿前方肌肉，将膝盖往下压紧床面，保持 10 秒，缓慢放松，反复进行 12 次为一组，每组之间休息 30 秒，3 组为一次练习，每天完成 2 次。

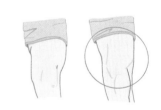

（五）臀肌等长收缩

患者可在床上平卧，夹紧两侧臀部（两侧肌肉收缩时骨盆会略有抬高），保持5秒，反复进行12次为一组，每组之间休息30秒，3组为一次练习，每天完成2次。

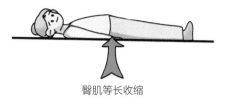

臀肌等长收缩

（六）踝泵运动

踝泵运动即踝关节背伸跖屈：最大角度屈伸踝关节，使下肢肌肉等长收缩，促进血液循环；每个动作维持5～10秒，再放松，每小时10～15次。

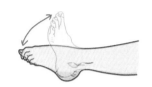

（七）屈髋运动

患者取膝关节屈曲，足跟尽量靠近大腿根部，再逐渐伸直，每组10次，每天锻炼3～4组。

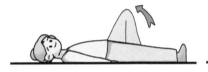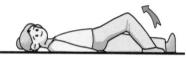

（八）髋外展锻炼

患者取仰卧位，患腿屈髋抬高，尽可能地向外展开，维持5秒，再慢慢收回，保持髋关节无旋转，每组10次，每天3～4组。

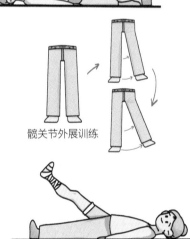

髋关节外展训练

（九）直腿抬高肌力训练

患者取仰卧位，屈曲踝关节用力绷紧腿部肌肉，使膝关节尽量向下压，维持5秒，放松5秒，每小时10次。

（十）模拟术后步行训练

患者使用助行器进行模拟练习，行走顺序为拐杖／助行器→患肢→健肢，每次5～10分钟，每日1～2次。

（十一）床上排尿练习

指导患者在术前学会床上排尿可以提高术后床上排尿的成功率。

二、医生查房时说做手术前要注重营养，那是什么都可以吃吗？

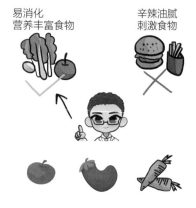

1. 进食高蛋白、高维生素、高热量食物，如每日早餐 2~3 个鸡蛋，牛奶；午餐、晚餐保持 100~150g 鱼、瘦肉等优质蛋白摄入，500g 左右蔬菜、水果，配合碳水化合物、脂肪、纤维素以均衡饮食。

2. 如果患者患有糖尿病，需要限制碳水化合物摄入，少吃白米饭、面条等主食和糖分高的甜食，多吃粗粮、瘦肉、蔬菜等。

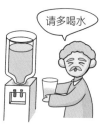

3. 避免吃生、冷、刺激食物和外卖，以免发生腹泻；如果患者 3 天未解大便或大便干燥难以排出，可以口服番泻叶、进食蔬菜等富含粗纤维的食物。

4. 多饮水，每天饮水至少 2 000ml，以预防血栓和便秘。

三、手术当天可以吃饭吗？具体可以吃些什么？

（一）术前

1. 麻醉前 2 小时可饮用 200ml 以内的含糖、无渣、清亮液体。

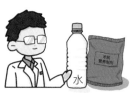

2. 麻醉前 4 小时可进食米汤、稀饭等易消化的碳水化合物。

3. 麻醉前 6 小时可饮用含蛋白质的半流质。

4. 麻醉前 8 小时可正常进食一餐。

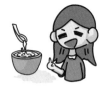

（二）手术结束后

患者返回病房后如果麻醉复苏较好，神志清楚，且没有恶心、呕吐等情况，可以抬高床头保持半坐卧位，并开始少量饮水；建议首先饮用口服补盐液，观察患者饮水有无呛咳。若患者呕吐，呕吐后可咀嚼口香糖或喝番泻叶以促进胃肠蠕动。

（三）肠鸣音恢复后

1. 进食粥等流质饮食。

2. 术后第一餐患者可进食偏咸的食物，以刺激味蕾，避免进食产气食物如豆类、甜食、牛奶等。

3. 患者若有恶心、呕吐等不适要及时告知病房医护人员。

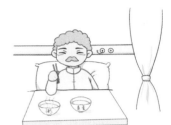

四、住院期间需要吃哪些药？需要注意什么？

1. 入院当天即开始使用止痛药、助睡眠药、促消化药，均需要遵医嘱按时、按剂量服用。

2. 如果有高血压、糖尿病、抑郁症等其他疾病，还需要继续服用相应的降压药、降糖药和抗抑郁药物等。

五、住院期间怎么处理手术部位的皮肤和术后的伤口？

（一）术前注意事项

1. 加强手术区域皮肤清洁，入院后每晚需要用肥皂清洗肚脐以下皮肤，清洗时不要挠破皮肤，注意保暖，防止感冒。

2. 预防皮肤破损，有结痂者保护好结痂处，不能再次让皮肤破溃；若皮肤上有破损、疖、蜂窝织炎等问题，需要及时告知医护人员。

3. 注意口腔清洁，预防口腔真菌感染，如有牙痛、口腔溃疡，使用漱口水漱口。

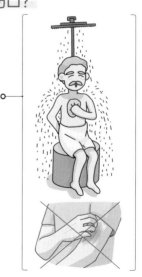

（二）术后注意事项

1. 术后第 1 天如无异常情况无须更换敷料，伤口及周围会放置冰袋冰敷，减轻伤口肿痛；要注意保持敷料清洁干燥，避免撞击和挤压伤口，如果有渗血、渗液等及时告知病房医务人员进行处理。

2. 术后第 2 天早晨换药，换药后注意保持敷料清洁、干燥，避免撞击和挤压伤口。

六、医生反复强调梯形枕很重要，具体该怎么戴？

1. 梯形枕需要提前准备并带入手术室。

2. 术后需要将梯形枕置于双大腿间，保持髋关节外展中立位，防止关节脱位；患肢大腿根处垫软枕，保持患肢抬高，促进血液回流，预防肿胀；床头可摇高 60°，床尾摇高 30°，以提高患者术后舒适度。

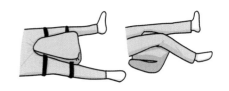

3. 翻身时需要把梯形枕置于两大腿之间，双腿夹梯形枕，翻身时保持双髋、双膝关节屈曲位，保持头、肩、腰、臀在一条线上；术后第一次翻身需要由医护人员在床旁指导进行。

梯形垫 枕头

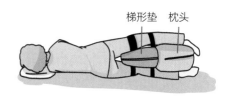

七、术后需要做哪些功能锻炼？

1. 患者麻醉清醒后返回病房即可取半卧位，开始早期功能锻炼，包括深呼吸、咳嗽、咳痰、吹气球、踝泵运动，每半小时进行 5~10 次咳嗽训练，每天 100~200 次。

2. 术后 2~4 小时患者进行屈髋锻炼，每组 10 次，每天锻炼 3~4 组，以活动关节。

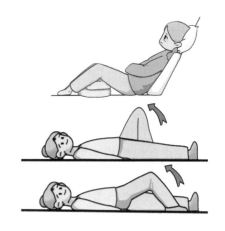

3．如果患者肌力较好，可以进行直腿抬高和髋外展锻炼，每组 10 次，每天 3 ～ 4 组。

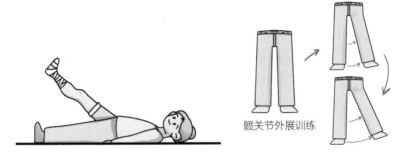

髋关节外展训练

4．患者如果可以轻松完成直腿抬高和髋外展训练，可立即在医护人员指导下扶助行器下地站立和行走。对于年龄＜ 65 岁，术前功能锻炼满意的患者，术后 6 小时内即可借助助行器下床站立，在病房内适当活动；高龄患者或者肌力较差的患者术后第 1 天下床；上午手术的患者，当日 18：00 左右可下床活动，下午手术的患者，第 2 天早上 8：00 左右下床活动。

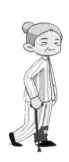

八、术后功能锻炼有哪些注意事项？

1．服用抗高血压、利尿、镇痛、镇静等药物时需要监测患者血压，服药半小时内嘱患者不可下地活动。

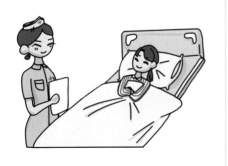

2．初次下地步行训练不宜时间过长、行走过远，应以站立、床旁行走为主，以后逐渐加大行走距离及频次。

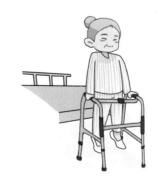

3．术后第 1~2 天以关节活动、步行锻炼为主，逐渐增加活动度和锻炼强度。如患者活动过程中出现头晕、恶心、心悸等不适，要立即停止锻炼并及时告知医护人员。

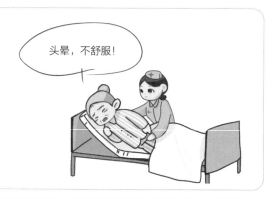

头晕，不舒服！

4．患者如有疼痛、入睡困难、睡眠质量差的情况要及时告知医护人员，保持良好的精神状态以完成功能锻炼。

九、术后该怎么下床活动？

（一）什么情况下可以尝试下床？

术后 6~12 小时内，如患者麻醉清醒较好，无头晕、恶心、呕吐等不适，可屈髋将脚抬离床面并维持 5 秒以上，且能对抗重力主动伸膝，则可在助行器辅助下进行站立、负重行走锻炼。下床时先移动患侧，上床时应该先移动健侧。

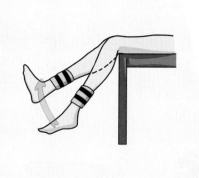

（二）注意事项

患者第一次下床活动，需要在医护人员协助下进行，循序渐进，依次完成坐位、床旁坐位、起立、平衡训练、高抬腿训练和行走训练。下床前准备好舒适的防滑鞋、合适的衣裤、助行器并将助行器调整至合适的高度。

（三）下床活动

1. 下床活动时应先由卧位变为坐位，患者可用双上肢支撑，在床上缓慢坐起。坐起后，健肢屈膝，脚后跟用力，配合双上肢支撑一起移动，在医护人员协助下移至床边，从手术侧肢体方下床，臀部坐于床沿，双腿自然分开，膝关节向外，双足着地，双手扶助行器。

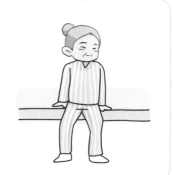

2. 起立训练，患者无头晕、恶心不适后，双手扶助行器站立，双足分开与肩同宽，脚在助行器内，抬头挺胸，双眼平视前方，躯干挺直。

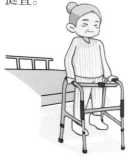

3. 平衡训练，患者站立无不适后进行垫脚练习，双足脚尖站立保持3~5秒后放松，反复5~10次。

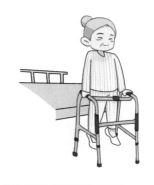

4. 高抬腿训练，先抬高患腿，髋、膝、踝关节屈曲90°，大腿股四头肌、小腿腓肠肌收缩，踝关节背屈，保持5秒后放松，再行健腿锻炼，交替进行，反复5~10次。

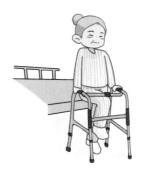

5. 最后使用助行器进行行走训练，行走时用三步法：助行器→患腿高抬腿步→健腿高抬腿。抬头挺胸，双手同时将助行器举起，并向前移动一步（约 25～30cm）；患肢抬高后迈出半步距离，约处于助行器中线偏后方，迈出患足后跟与健肢足尖平行；双手手臂支撑身体，稳定后再迈出健肢与患肢平行。

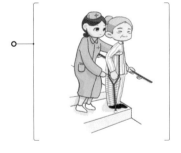

（四）上床训练

从手术侧肢体方上床，小幅度缓慢移动助行器，使身体背向床，缓慢后退直至双下肢和助行器紧贴床沿，身体前倾双手扶住床沿坐下，患者双手支撑床，协助者右手扶住患者肩部，健肢先上床，左手扶住患肢小腿，配合健肢屈膝，脚后跟用力移至床中。

十、术后该如何上下楼梯？

上下楼梯训练应遵循健腿先上、患腿先下原则；患者使用拐杖辅助上下楼梯，需要有人陪同，医护人员或家属应站在患者患侧后方保护。

健腿先登上一层台阶，健腿支撑稳定后，重心前移，拐杖先上然后患腿登上台阶；下楼梯时先下拐杖，患肢下一台阶，重心前倾再下健肢。

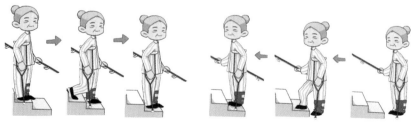

十一、术后如何转身？

转变方向时，患者要保持上身躯体、髋部、腿部在同一线上，原地踏步改变方向，动作应缓慢进行，不扭转侧身。

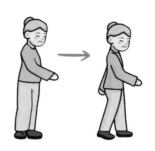

十二、听说做了手术很痛，怎么办？

1. 入院当天即开始遵医嘱使用止痛药，不能够根据自身疼痛情况自行调整用药时间和剂量。

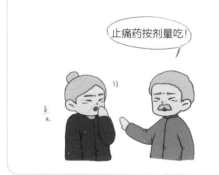

止痛药按剂量吃！

2. 如果疼痛明显，不要强行忍耐，应及时告知病房医护人员处理。

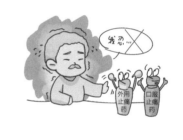

第四节 出院篇

一、要达到什么标准才可以出院?

（一）一般情况

患者生命体征平稳、精神食欲恢复与手术前基本一致，无恶心、呕吐等症状，大小便正常，功能锻炼时的疼痛 VAS 评分 ≤ 3 分，且疼痛不影响功能锻炼和睡眠。

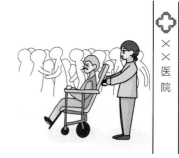

（二）伤口愈合情况

伤口干燥，伤口无红肿、渗血、渗液、硬结等感染征象。

（三）关节功能

髋关节主动屈曲至少达到 100°、外展至少达到 35°、伸直 0°（如果术前髋关节存在严重畸形或僵硬，要求屈髋至少达到 90°，外展至少达到 30°）。

（四）影像资料

患者骨盆正位和术侧股骨颈正斜位 X 线片显示假体位置良好，无假体周围骨折征象。

（五）健康教育

患者及家属理解并掌握髋关节、肺功能等的锻炼方法。

（六）术后复查

术后第 2 天复查患者双下肢静脉彩超示无下肢深静脉血栓。

二、出院后康复期需要注意哪些?

（一）功能锻炼

患者出院后康复期应继续进行肺功能训练，如深呼吸、咳嗽、咳痰，10～20 次 /h。出院后继续进行屈髋训练、伸膝训练、髋外展训练，20 次 /h，锻炼肌肉力量，保持关节活动度。

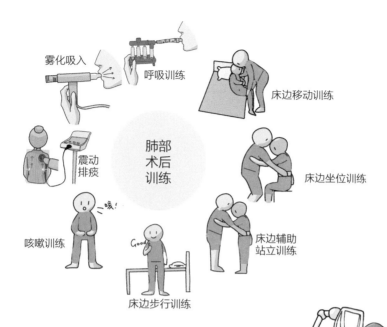

雾化吸入

呼吸训练

床边移动训练

震动排痰

肺部术后训练

床边坐位训练

咳嗽训练

床边辅助站立训练

床边步行训练

（二）预防感染

日常注意保暖，预防感冒，如果出现感冒、发热等情况，或者需要进行拔牙、胃肠镜等侵入性检查时，须口服抗生素 3 天以预防感染。

（三）注意事项

1. 患者应避免坐矮板凳、跷二郎腿、侧身扭转、弯腰取物、深蹲等动作，不能弯腰脱鞋，可以请别人帮忙、使用鞋拔子或选择不系带的松紧鞋、宽松裤，以免造成关节脱位。

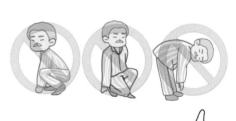

2. 出院后 3 ~ 6 个月，患者晚间睡觉时需要将梯形枕放在双腿间。

3. 嘱患者穿舒适的平底鞋，防止跌倒和关节受压。

4. 遵医嘱按时、按剂量用药，若服药期间出现牙龈出血、解黑便、皮下瘀斑、伤口渗血等情况，需立即停止服用预防血栓的药物，并及时就诊。

5. 每日 3 ~ 5 个鸡蛋，每顿 100g 瘦肉，搭配蔬菜水果。

65

三、出院后伤口怎么处理？

1. 从手术日算起，术后 2 ~ 3 周根据伤口情况至门诊拆线。

2. 出院后保持伤口清洁、干燥，无须每天换药，若期间出现伤口红肿、疼痛加重、渗血、渗液等情况，及时就诊。

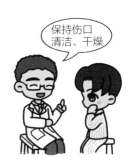

保持伤口清洁、干燥

四、出院以后还需要回院复查吗？多久复查一次？

需要。出院后要根据医嘱定期复诊，门诊复诊时间为术后 2 周、1 个月、3 个月、6 个月和 12 个月。

出院时根据复诊时间提前预约挂号，根据预约时间按时复诊；如有病情变化等特殊情况，携出院病情证明等资料及时就诊。

按时复查

（刘晓艳　黄靖　陈佳丽　宁宁　王凤临）

第五章
漫话膝关节置换

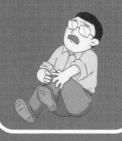

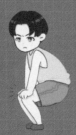

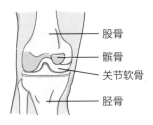

第一节 就诊篇

一、人体膝关节在哪里呢?

膝关节是人体最大的关节之一,它由股骨远端、胫骨及髌骨所构成,可以承受身体重量,执行各种动作。膝关节是全身发病率最高的关节之一,膝关节一旦出现问题,会影响患者的生活与工作,严重时甚至会导致双膝功能受限,只能靠轮椅生活。

股骨
髌骨
关节软骨
胫骨

二、膝关节疾病常见类型有哪些,主要有什么症状呢?

膝关节疾病主要包括:骨性关节炎、滑膜炎、类风湿性关节炎、半月板损伤等,膝关节疾病产生的症状常常包括疼痛、关节僵硬、骨摩擦音、活动度下降、关节肿大等。

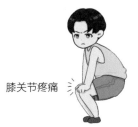

膝关节疼痛

三、是什么原因导致的膝关节病呢?

(一)骨性关节炎

骨性关节炎是一种以关节软骨的变性、破坏及骨质增生为特征的慢性关节病。常见原因为慢性劳损、肥胖、骨质疏松、外伤等。

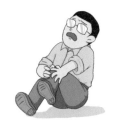

(二)滑膜炎

膝关节滑膜炎是滑膜受到刺激产生炎症,造成分泌液失调形成积液的一种关节病变,可分为急性创伤性滑膜炎和慢性损伤性滑膜炎。急性创伤性滑膜炎,多发生于爱运动的青年人;慢性损伤性滑膜炎多发于中老年人,身体肥胖者或过度用膝关节负重的人。

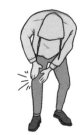

（三）类风湿性关节炎

这是一种病因尚未明了的以关节病变为主的非特异性炎症，以慢性、对称性、多滑膜关节炎和关节外病变为主要临床表现，多发生在30～50岁，女性多见。

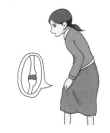

（四）半月板损伤

膝关节在半弯曲并且受到旋转的压力时，稍有不慎就有可能造成半月板撕裂，导致半月板损伤。半月板损伤较多表现为运动伤，在喜欢运动的青少年人群中较为常见。

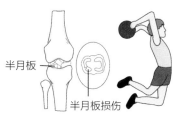

半月板

半月板损伤

四、膝关节疾病常见治疗方法

（一）非手术治疗

膝关节疾病非手术治疗方法主要包括理疗、药物、注射疗法、中药外敷治疗等。

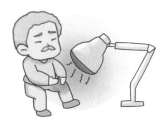

（二）手术治疗

手术治疗包括膝关节镜下探查并清理术、膝关节置换术等。

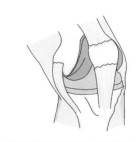

五、日常生活中应该如何预防膝关节疾病?

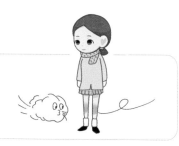

1. 膝关节保暖，避免把膝关节直接暴露在冷空气中。

2. 劳逸结合，避免膝关节过度负重，长时间处于某一体位，不要久坐、久站。

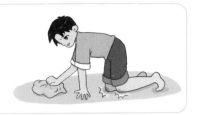

3. 肥胖人群应节制饮食，减少体重，从而减轻关节的承重。

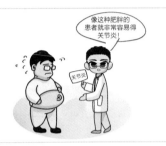

像这种肥胖的患者就非常容易得关节炎！

4. 运动时注意运动姿势和强度，佩戴运动护具。

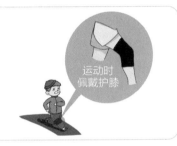

运动时佩戴护膝

5. 日常充分利用身边的工具　充分利用身边的工具可以降低意外造成半月板损伤风险，如上下公交车时可借助扶手帮助自己稳定身体再迈步走；有些职业需要长时间保持同一种体位，这样容易造成膝关节的损伤，最好每隔一段时间变换姿势并稍事休息。

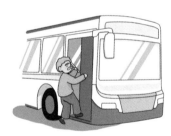

上下车时请拉好扶手

第二节 入院篇

一、何谓全膝关节置换手术

全膝关节置换术是将有病变的股骨和胫骨关节面做部分切除，置换为合金做的膝关节面，以缓解关节疼痛，矫正畸形、恢复关节功能、提高生活质量。

二、哪些膝关节疾病适合做手术？

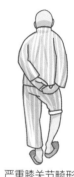

退行性骨关节炎、类风湿性膝关节炎、严重的创伤性膝关节炎、感染治愈后继发骨关节炎、原发性或继发性膝关节骨软骨坏死性疾病、血友病性关节炎。这些膝关节疾病导致患者出现严重的膝关节疼痛、功能障碍、关节不稳定或畸形时，建议行手术治疗。

严重膝关节畸形

三、入院前需要完善哪些检查？

胸部 X 线检查、膝关节 X 线检查、心电图、腹部 B 超、血液检查、大小便常规、备血等，类风湿关节炎患者需进行类风湿全套血液检查、既往有心肺疾病患者必要时需行超声心动图检查、24 小时心电图、肺功能检查或心肌核素检查。

四、特殊检查需要注意什么？

（一）静脉采血

血液检查是了解身体健康状况的重要方法，若需进行空腹血糖、肝功、肾功等指标的检测，抽血前一天须禁食 8 小时以上，但需注意高血压患者即使要求空腹验血，也可在医生同意的情况下按常规剂量服用降压药，以免突然停药或推迟服药而致使血压骤升。

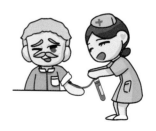

（二）腹部彩超

腹部彩超主要针对肝、胆、脾、肾、膀胱等部位进行检查，检查前要求空腹 8 小时以上，这主要是为减轻胃肠道内容物和气体对超声波声束的干扰，保证胆囊及胆道内有足够的胆汁充盈。做泌尿系统彩超检查，应待膀胱充盈后再检查。

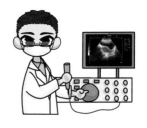

（三）心肌核素检查

通过放射性核素显影的方法，判断心脏疾病的检查项目，极大地减少了对心肌影像的干扰，检查前患者需要空腹 4～6 小时，静脉注射造影剂后 20 分钟口服脂肪餐。因此检查前需提前准备油煎鸡蛋 2 个和全脂牛奶 250ml。对鸡蛋过敏或牛奶不耐受的患者可以选择其他脂肪餐，如油条等。

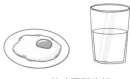

煎鸡蛋配牛奶

五、与医生达成共识准备手术后，需要注意什么？

（一）特殊药物停止服用

此期间，有些特殊药物须停止服用，如氯吡格雷在围手术期容易引起血小板抑制而引起出血；利血平、复方利血平氨苯蝶啶片这类药物属于递质耗竭剂，会消耗机体内的神经递质，在术中会出现不可逆的低血压。所以这些药物需停药一周才能入院手术。

（二）纠正不良生活习惯

吸烟是关节置换术后假体周围感染的独立危险因素，术前需至少戒烟两周，对预防围手术期肺部感染具有重要意义；控制体重，体重指数（BMI）在 $28kg/m^2$ 以上需要适当减肥，减少膝关节负重压力。

（三）预防及控制感染

全身皮肤要求黏膜完整，不能有破损、红肿、皮疹、足癣、股癣等；如有感冒、咳嗽、咳痰、尿频、尿急、尿痛、腹泻，应暂缓入院，先控制感染；如有龋齿、牙痛、牙龈发炎、口腔溃疡者，或需要做牙齿相关治疗，如根管治疗、拔牙等，应在口腔治疗结束一个月后门诊复查，确定入院时间；如近 3 个月内接受关节腔穿刺、针灸、小针刀等有创操作，须等待 3 个月后再入院。

（四）基础疾病控制

合并高血压病且年龄大于 60 岁的人群，要求控制收缩压＜ 150mmHg、舒张压＜ 90mmHg，年龄小于 60 岁的人群要求控制收缩压＜ 140mmHg、舒张压＜ 90mmHg；合并糖尿病 / 慢性肾病的高血压人群应控制收缩压＜ 140mmHg、舒张压＜ 90mmHg；血糖需控制在 8 ~ 10mmol/L；类风湿或痛风患者如正在发病期，建议暂缓入院，治疗控制后再入院；若半年内发生过冠心病、脑梗死者需暂缓入院。

六、接到入院服务中心电话通知入院，需要准备什么？

（一）入院证、身份证、医保卡、银行卡。

（二）院前的检验报告、影像学资料等。

（三）其他

1. 助行器　选择框架式固定型助行器，高度调节为站立时肘关节屈曲 25°~ 30° 恰好扶住助行器的高度。使用前要检查助行器衬垫完整性，螺丝松紧度以及固定情况。

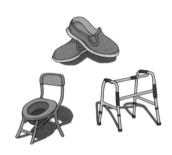

2. 防滑鞋　住院期间应选择防滑、软底、合脚的鞋子。

3. 坐式座便器。

第三节 住院篇

一、入院后应该吃什么才是最有营养的?

调整饮食结构:无营养不良的患者,每天应进食蛋白质 80~120g,蛋白来源以豆制品、肉、鱼、肝、鸡蛋等优质蛋白为主,日常食肉的患者术前每天应在原饮食基础上增加一个鸡蛋,素食患者应每天增加 2~3 个鸡蛋或加用蛋白粉剂。对于营养不良的患者,由营养科根据患者营养状况配置肠内营养制剂,用以改善术前患者的营养状况。食欲缺乏者必要时给予胃蛋白酶等促消化药物,尽快纠正营养不良,为手术创伤的消耗提供储备,利于术后加速康复。

二、手术当天能吃东西么?如果可以应该吃什么?

(一)术前饮食管理

手术前一天正常饮食,麻醉前 6 小时服用营养科配置的全营养均衡餐,麻醉前 2 小时给予营养科配置的碳水化合物餐,服用方法为,250ml 温开水冲服,以保障患者术中机体所需能力、降低术中胰岛素抵抗、减少手术应激。

(二)术后饮食管理

待患者术后麻醉苏醒后,饮水无呛咳,给予开胃汤 250ml,以促进胃肠蠕动;如无恶心、呕吐、腹胀等不适,可进食粥等流质饮食;手术当日睡前进食营养科配置的高能量餐。术后第一日恢复正常饮食。

三、膝关节置换手术后疼痛怎么办?

采用多模式,阶梯式镇痛方式,具体如下:

1. 手术后常规予以伤口冰敷 24 小时,减轻局部炎性反应。24 小时内下地行走和功能锻炼,打消患者对手术效果的疑虑,增加其信心。

2. 疼痛评分(VAS 评分)为 1~3 分的轻度疼痛,单独使用 NSAIDs 类或选择 COX-2 抑制剂口服药口服止痛。

3. 疼痛评分（VAS 评分）为 4~6 分的中度疼痛患者，可在上述药物基础上加用口服阿片类药物口服镇痛＋肌内注射帕瑞昔布联合镇痛。

4. 疼痛评分（VAS 评分）为 7~10 分的爆发性疼痛，在上述药物基础上加用阿片类药物肌内注射。夜间睡眠差者予以配合使用助眠药物。

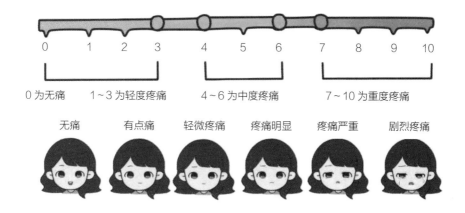

四、手术后可以活动么？如何锻炼才是正确的？

（一）踝泵运动

患者平卧或坐于床上，大腿放松，然后缓慢、尽最大角度地做踝关节背伸动作，也就是向上勾起脚尖，让脚尖朝向自己，维持 10 秒左右，之后再向下做踝关节跖屈动作，让脚尖向下，保持 10 秒左右，循环反复地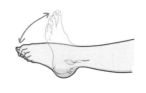屈伸踝关节。目的是让小腿肌肉能够持续收缩，增强肌肉力量，预防肌肉萎缩；像水泵一样促进下肢血液循环和淋巴回流，从而促进下肢消肿，预防深静脉血栓形成；预防踝关节僵硬。

（二）仰卧位屈膝锻炼

患者取仰卧位，勾起脚尖，抬高患侧下肢，尽量抬高后，双手十指交叉抱住大腿中间，双手拉大腿尽量靠近腹部，同时向下弯曲膝关节，达到最大忍耐限度后维持 5 秒，再缓慢伸直膝关节。加强关节活动度，避免关节囊粘连和挛缩。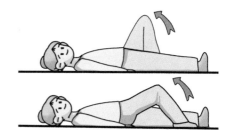

（三）直腿抬高锻炼

患者仰卧位，一侧下肢自然屈髋、屈膝或者伸直。训练侧下肢伸直，足背伸，也就是向上勾起脚尖，让脚尖朝向自己，在膝关节伸直状态下抬起下肢。距离床面 15~20cm，维持该位置 10~15 秒，然后缓慢放下。目的：恢复股四头肌肌力，增加关节周围肌肉力量，增加关节的稳定性，从而降低对人工关节的磨损。

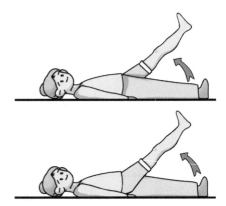

（四）坐位屈伸膝关节锻炼

坐于床沿或椅子上，健侧足跟放于患侧足踝前方，健侧腿缓慢下压使膝关节尽量弯曲，达到最大忍耐限度后维持 5 秒，再缓慢伸直患侧膝关节，休息 5 秒后重复，每小时 10~20 次。

（五）深呼吸训练

患者取坐位或仰卧位，深吸气时，尽可能使腹部膨起，呼气时将空气慢慢地吐出，从而扩大肺活量，改善心肺功能。

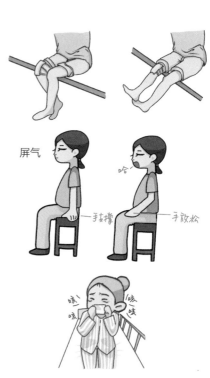

（六）有效咳嗽

患者双手捏住纸巾挡住口鼻，数次深呼吸后，深吸气末屏气 3~5 秒，进行 2~3 次短促有力咳嗽，咳嗽时收缩腹肌，或手按压腹部帮助咳嗽。促进气管内分泌物排出，预防肺部感染。

五、下地行走时如何正确使用助行器？

膝关节置换手术后，刚开始需要借助助行器辅助人体支撑体重、保持平衡、锻炼行走。

（一）调整助行器高度

合适的高度为站立时双手臂放松置于助行器两侧，助行器的顶部与手腕平齐为宜。

（二）下床方式

患者用手撑住床面坐起，患侧下床，此过程宜慢，避免发生体位性低血压，坐于床沿稍作休息，无不适后，双手放在助行器扶手上准备站立，起身时患侧肢体不负重，站立后再将身体力量均匀分配于双下肢，尽量抬头挺胸，双眼平视前方，手握助行器，床边垫脚 10 次。

（三）正确行走

双手将助行器提起，向前移动一步，大致为正常一步距离，高抬迈出患肢，高度尽量与助行器前横杆处平行，脚落于助行器中央，再高抬迈出健肢，步伐不宜太大，以不超过助行器为宜，如此循环往复完成行走。

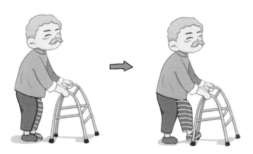

正确使用助行器

第四节 出院篇

一、要达到什么标准才可以出院?

1. 患者精神、饮食恢复正常,无低蛋白血症。
2. 白细胞总数和分类正常。
3. 切口干燥,无渗液、渗血。
4. 膝关节活动度 伸 0°~5°,屈 ≥ 100°。
5. 肌力 Ⅳ 级以上。
6. 患者掌握关节活动康复方法,术后可以自主或在家属辅助下下地行走。

二、出院回家后怎样预防伤口感染?

(一)加强营养

纠正贫血、低蛋白。营养要素摄入不足、贫血、低蛋白血症等可导致机体抵抗力下降、切口愈合延迟、切口渗液,从而增加术后感染风险。因此,继续术前的营养支持措施。

(二)控制血糖

研究表明,手术应激可使糖尿病患者,甚至是非糖尿病患者,产生胰岛素抵抗,导致机体可能持续数周处于高血糖和分解代谢状态,从而增加切口相关并发症的风险。因此,选择口服或皮下注射胰岛素控制血糖。

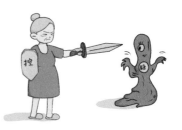

(三)切口管理

术后切口渗液、出血影响切口愈合,易致切口感染甚至深部感染。因此,回家后应密切观察切口情况。注意有无异常压痛、红肿、渗液和硬结,发现异常,及时处理,必要时行清创术,避免引发深部感染。

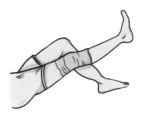

（四）术后预防性使用抗生素

出院后如感冒、拔牙、肠镜检查等可能引起感染的情况或牙龈炎、皮肤感染等身体任何部位存在感染时需口服或静脉使用抗生素预防或治疗感染，以避免血源性假体周围感染。

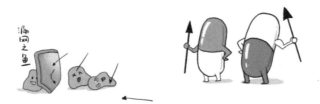

三、出院康复期需要注意哪些问题？

1. 从手术日开始计算，约 2~3 周后到门诊拆线，拆线后可沐浴，以淋浴为宜；若出现伤口疼痛、红肿等情况需立即复诊。

2. 出院后需要继续使用助行器或拐杖等辅助器来保持平衡和协助活动。避免跌倒，跌倒会损伤置换的膝关节，甚至会需要再次手术治疗。

3. 出院后继续行膝关节屈伸功能锻炼，坚持晚间使用伸膝支具，具体使用时间根据复诊时间来定。

4. 如行走后膝关节出现肿胀，可冰敷膝关节，每次半小时，每日 3 次。

5. 注意控制体重，均衡饮食，术后 3 个月内避免跑步、跳跃、爬山或提重物。

6. 术后 1 个月、2 个月、3 个月、6 个月、9 个月、12 个月来院复诊，以后每年复诊一次。复诊时，骨科医生会根据情况为患者提供更多的治疗和护理指导。

（刘莉　廖霞　陈佳丽　宁宁）

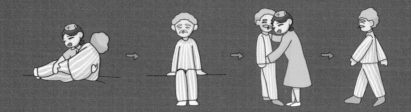

第·六章
漫话髋部骨折

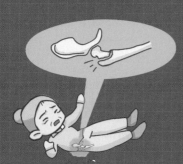

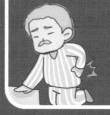

第一节 就诊篇

一、髋部骨折是指哪里骨折?

髋部骨折就是老百姓俗称的"胯关节"骨折,医学上通常指发生在股骨近端、从关节面到小转子下 5cm 以内、不包含股骨头骨折的骨折类型,根据骨折部位与髋关节囊的解剖关系,分为关节内骨折和关节外骨折。其中,股骨颈骨折和转子间骨折占髋部骨折的大多数(分别约为 40% 和 50%),转子下骨折约占 10%。

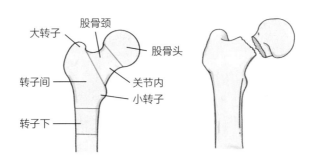

二、髋部骨折除了疼痛,还有哪些症状?

髋部骨折的症状主要有两种。

(一)有移位的髋部骨折

有移位的髋部骨折主要表现为髋部疼痛、不能负重、下肢活动受限、不能站立和行走,甚至出现肢体短缩、外旋、畸形等,尤其是转子间骨折,外旋畸形可以达到 90°。

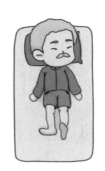

(二)无移位的骨折或嵌插型的骨折

无移位的骨折或嵌插型的骨折疼痛症状较轻微,但也应及时寻医就诊,以免继续下地行走,发展为不稳定骨折。因此,对于有明确外伤史的老年患者,若凭 X 线片不能诊断,可以做 CT 检查或磁共振检查,以防漏诊。

三、为什么说老年髋部骨折是"人生最后一次骨折"？

髋部骨折是老年人最常见的骨折之一，由于其危害严重，被称为"人生最后一次骨折"。什么意思呢？就是说，老年人发生髋部骨折，一不小心就可能危及生命。

现实生活中，除了少数严重的创伤，骨折很少导致患者直接的死亡。但是由于老年患者身体的特殊性，决定了老年髋部骨折具有以下几个特点：

1. 常合并多种内科疾病，如高血压病、心脏病、糖尿病、脑血管疾病等，骨折后常导致原有内科疾病加重。

2. 常合并骨质疏松症，由于多种原因导致的骨密度和骨质量下降，骨微结构破坏，造成骨脆性增加，从而容易发生骨折。骨质疏松症是老年人跌倒后易发生骨折的最主要和最常见的原因。

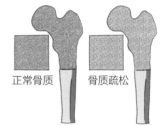

正常骨质　　骨质疏松

3. 围手术期卧床时间长，易出现呼吸道及泌尿道感染、压力性损伤、下肢深静脉血栓等卧床相关并发症。

4. 术前约40%的患者存在贫血，这是由于骨折出血、扩容治疗引起血液稀释、营养状况不良及存在隐性失血所致。

5. 致死率及致残率均非常高，据统计，入院后病死率为2.3%～13.9%，即使快速进行手术治疗和康复训练，术后1年内的病死率仍高达36%，因此老年髋部骨折常常被称为"人生最后一次骨折"。

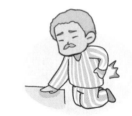

千万别让"人生最后一次骨折"的悲剧上演

四、哪些原因会导致老年人髋部骨折？

有研究表明，造成髋部骨折的前三位因素分别为跌倒（64.88%）、高处坠落（20.07%）和车祸（10.49%）。因此，跌倒是老年人髋部骨折的最主要原因，主要包括立位跌倒和骑自行车摔倒。

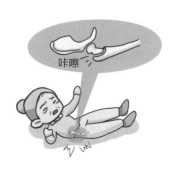

咔嚓

五、为什么老年人跌倒会那么容易导致骨折？

有文献统计每年约有 30% 的 65 岁以上老年人发生跌倒，跌倒位列我国 65 岁以上老年人群伤害死亡原因的首位。

跌倒除可导致死亡外，还可造成老年人残疾、日常生活自理能力下降，严重影响其身心健康及生活质量；对住院患者来说，跌倒还会影响原发病的康复，延长住院时间，增加医疗费用，给家庭和社会带来沉重负担。

老年人跌倒的原因主要包括以下几类：

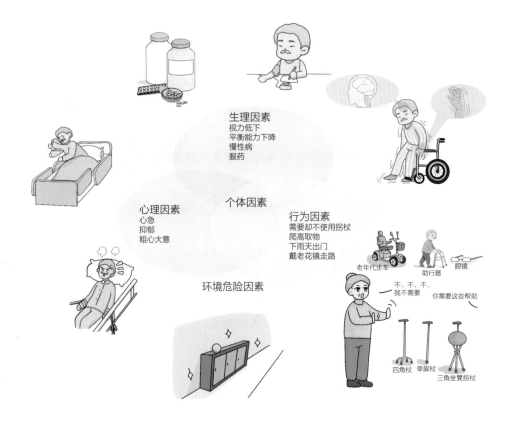

生理因素
视力低下
平衡能力下降
慢性病
服药

个体因素

心理因素
心急
抑郁
粗心大意

行为因素
需要却不使用拐杖
爬高取物
下雨天出门
戴老花镜走路

老年代步车　助行器　眼镜

环境危险因素

不、不、不、我不需要　你需要这些帮助

四角杖　单脚杖
三角坐凳拐杖

（一）生理因素

1. 年龄增长所致的身体机能发生明显的改变，导致老年人反应时间延长，视力下降、平衡能力和肌肉力量下降，从而引起步态不稳、下肢乏力等。

2. 慢性疾病所致的病理因素，如骨质疏松、高血压病、糖尿病、认知功能障碍等。

3. 特殊及多重用药情况，老年人由于合并内科疾病需长期用药，如镇静安眠药、止痛药、降血压、降糖药、利尿药、泻药等药物。

（二）心理因素

如有些老年人个性好强、容易心急、粗心大意、固执、抑郁等，往往容易忽视跌倒的各种危险因素。

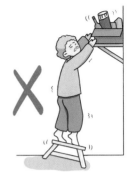

（三）行为因素

有些老年人常因为高估自己的行动能力而导致跌倒，如需要而不使用拐杖 / 助行器、爬高取物、下雨天出门等。

（四）环境因素

环境因素如居家陈设不够方便、地面过于光滑或不平整、鞋子不防滑等。因此提醒我们在安全环境设置时应给予重视，以减少老年人跌倒的风险。

六、如何预防老年人跌倒？

老年人跌倒的发生并不纯粹是一种单纯的意外，是可以预防的，也是可以控制的。主要可以从衣、食、住、行、动这五个方面进行预防。

（一）穿着

衣服不要太宽松，也不要太紧；鞋子要合脚，不穿高跟鞋，不穿拖鞋，且最好穿防滑鞋；若视力不佳、花眼，应佩戴眼镜；患有白内障的老年人，应进行眼部疾病的治疗。

（二）饮食方面

均衡营养，多吃蔬菜、蛋白质和富有维生素的饮食，可防止骨质疏松的发生和发展。必要时应积极地进行抗骨质疏松治疗，如服用钙剂、维生素 D_3 能够改善骨微结构及骨强度，减少老年髋部骨折的发生。

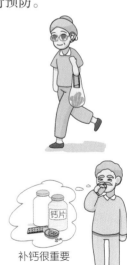

补钙很重要

（三）多晒太阳

阳光可以促进维生素 D 的合成，而钙的代谢依赖维生素 D 的作用；阳光中的紫外线能促进体内钙的形成和吸收，维持正常的钙磷代谢，使骨骼中钙质增加而提高骨的硬度。

（四）居住环境

首先地面不应该有障碍物，如小孩的玩具不要随意丢弃，桌子、椅子、沙发等摆放都要尤为注意；开关不要装得过高，也不要装得过低；晚上要有照明，地面要保持没有湿滑的状态，同时加上防滑垫。如厕时使用坐便器，夜间上厕所之前，应先在床沿坐上片刻，以使腿部肌肉力量处于兴奋状态，并可防止体位改变时的一过性低血压的发生。洗澡时，要准备好小凳子，洗完澡后坐着穿裤子和鞋，防止跌倒。

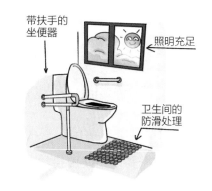

（五）行走

老年人不宜到人多和车多的地方活动，下雨、下雪或地上积水、结冰时不要外出，以免跌倒而发生骨折。老年人下肢无力、反应迟钝，易跌倒，因此不应攀登梯子或爬高活动，不宜在陡坡上行走。平时出门时，须缓步慢行，若有眼花、耳聋、头晕等症状时尽量减少外出，必须外出时要有人搀扶走路或手拄拐杖、助行器等辅助器械，以增加稳定性，避免摔倒。

（六）锻炼

老年人应积极、长期地坚持锻炼，增多在户外活动的时间，多呼吸新鲜空气，促进全身血液循环和新陈代谢。老年人进行身体锻炼时，首先要根据体能确定运动量、频度、种类。不管哪一种运动，都应循序渐进、由少到多、由低强度到高强度，不建议老年人进行高强度运动。比较适合老年人的运动包括散步、慢跑、太极拳、保健操、广场舞等项目。

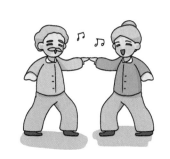

（七）乐观

老年人应保持积极乐观的心态。

（八）定期体检

除常规的健康体检外，老年人还需进行骨骼健康的检查。

住院患者的"预防跌倒十知道"，如下图：

预防跌倒十知道

预防措施做得好
跌倒伤害自然少

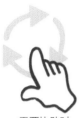

需要协助时
请按呼叫铃

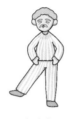

衣裤合适
预防绊倒

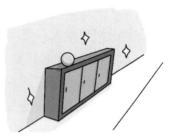

保持地面干燥
以防不慎滑倒

活动时穿防滑鞋

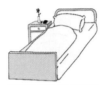

常用物品放置易取处

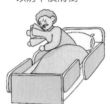

下床勿翻越床挡

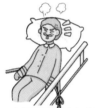

躁动、意识不清时拉上床挡
必要时给予约束

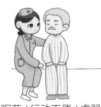

服安眠药 / 行动不便 / 虚弱 / 头昏者
起床先坐床沿，再扶下床

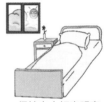

保持室内灯光明亮
通道畅通

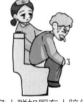

高危人群如厕有人陪伴
遇有情况及时通知

跌倒高危人群

●睡眠障碍的患者　●术后首次下床的患者　●有跌倒病史的患者
●身体虚弱、眩晕的患者　●年龄大于 65 岁的患者
●长期卧床首次下床的患者　●缺乏照顾的患者
●贫血或有体位性低血压的患者　●感觉、视觉、听觉减退的患者
●行动障碍、肢体乏力的患者　●步态不稳或使用助行器的患者
●使用如下药物的患者：利尿药、止痛药、泻药、降压药、安眠药、
　降糖药

七、髋部骨折的治疗方式都有哪些?

（一）非手术治疗

适用于年龄过大，全身情况差，或合并有严重心、肺、肾、肝等功能障碍者，尽管可能发生骨折不愈合，但部分患者仍能扶拐行走。患者可穿防旋鞋，

下肢保持外展中立位，使用皮牵引或骨牵引治疗。

1. 下肢皮牵引　皮牵引是指使用胶布或皮套等包裹患侧肢体进行牵引，进而维持骨折的复位和稳定。牵引重量不超过 6kg，牵引过程中需定期复查 X 线片，根据骨折对位情况调整牵引重量及牵引方向。一般牵引 6~8 周后复查 X 线，若无异常可去除牵引后在床上坐起。3 个月后骨折基本愈合，可扶双拐、患肢不负重活动。6 个月根据骨折愈合情况决定是否挂拐或使用助行器行走。

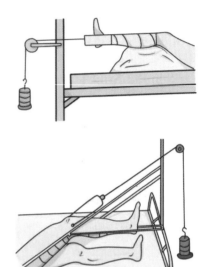

2. 下肢骨牵引　骨牵引指通过圆针直接牵引骨骼，从而使骨折、脱位患者进行有效的复位和固定。髋部骨折的骨牵引一般包括股骨髁上或胫骨、髁骨牵引，牵引重量一般是体重的 1/10~1/7，其他处理与皮牵引相同。骨牵引属于有创牵引方式，故有发生感染的可能。

（二）手术治疗

1. 闭合复位内固定　对所有类型股骨颈骨折患者均适用。闭合复位成功后，在股骨外侧打入多根空心拉力螺纹钉内固定或动力髋螺钉固定。

2. 切开复位内固定　对手法复位失败，或固定不可靠，或青壮年患者的陈旧骨折不愈合，可在切开直视下进行复位和内固定。

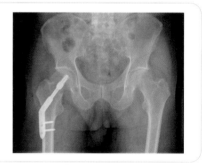

3．人工关节置换术　对65岁以上的股骨头下骨折患者，已合并骨关节炎或股骨头坏死者，可选择半髋或全髋关节置换术。

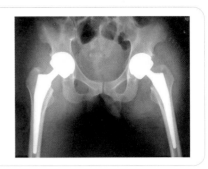

八、髋部骨折患者的治疗方式应如何选择？

对于老年髋部骨折的患者，无论选择手术或非手术治疗，都存在相应的风险和并发症。

（一）非手术治疗

除了存在骨折畸形愈合的风险，还可能会导致卧床相关并发症，如坠积性肺炎、泌尿系感染、压力性损伤、深静脉血栓等，有些并发症对老年人是致命的。

（二）手术治疗

术中可能存在麻醉风险、手术失败、神经血管损伤等风险，术后可能出现出血、感染、甚至死亡。

因此，在选择治疗方案时，医生需要综合考虑患者的合并伤、合并内科疾病及其严重程度等，同时还要结合自己的临床经验，与患者及家属一起选择和制订出恰当的治疗方案。但对于大多数老年髋部骨折，手术治疗是首选，除非患者基础健康状况很差，有很高的围手术期死亡风险或难以耐受手术，多数髋部骨折均应手术治疗。

第二节　入院篇

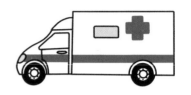

一、髋部骨折后应如何就诊？

当老年人受伤后，如怀疑有髋部骨折，应尽快拨打急救电话，送至医院急诊科诊治。

在转送途中，应采取必要的临时固定措施。可用长木板将伤肢缚扎在一起，木板长度上至腋下，下应超过脚跟，或可将患肢与另一健肢缚扎在一起固定。搬运时将髋关节与患肢整个平托起，防止关节脱位或骨折断端移位造成新的损伤。患者被送至急诊科后，急诊科医生应尽早进行评估，并尽快收入院。

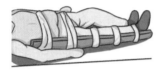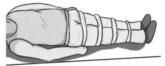

二、急诊入院后患者需要配合医生做些什么？

1. 患者急诊入院后，首先应做髋部正侧位 X 线检查，以明确骨折的部位、类型和移位情况；对于有明确外伤史的老年患者，若凭 X 线片不能诊断，可以做 CT、CT 三维成像或磁共振检查（较少见），以防漏诊。

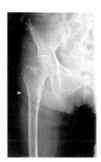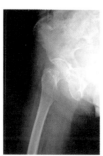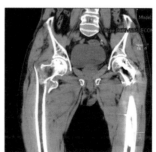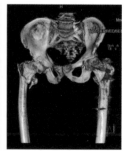

2. 在进行髋部骨折的检查和诊断的同时，还要配合医生进行全身情况和手术耐受能力等相关的检查和评估。评估项目包括：生命体征、营养状况、水电解质平衡、疼痛程度、精神和意识状况、大小便情况、合并其他疾病情况、伤前活动能力和功能状况、患者生活环境和家庭社会状况、发生压力性损伤的风险等。医生会根据患者具体情况，采取一些早期处理措施，包括保暖、补充容量、调整电解质紊乱、镇痛治疗等。

第三节 住院篇

一、术前只能一直平卧吗，可以取坐位或者侧卧位吗？

单纯的坐姿，会使人体整个骨盆和髋关节承受较大的压力，对于早期的髋部骨折，建议患者尽量不坐起来，因为在这个过程当中会增加患者疼痛，同时因为疼痛的刺激会引起肌肉的痉挛，从而进一步导致骨头的错位。具体情况还是应该根据骨折的类型、部位等具体分析，遵医嘱行动。

一般来说，髋部骨折患者术前卧床期间，平卧时应保持患肢外展中立位，即两腿分开，腿间放枕头，脚尖向上或穿丁字鞋。不可侧卧，不可使患肢内收，坐起时不能交叉盘腿，以免发生骨折移位。

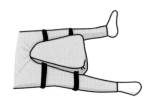

二、术前应该如何进行功能锻炼？

1. 患肢股四头肌的等长收缩，踝关节背伸、跖屈、旋转运动，每次 5 ~ 20 分钟，每小时练习 1 次，以防下肢深静脉血栓形成、肌肉萎缩和关节僵硬。

2. 全身功能锻炼　在锻炼患肢的同时，还应进行双上肢及健侧下肢全范围关节活动和功能锻炼，肌力的增强有利于患者的术后康复，要点是使患者掌握康复的具体方法，如双上肢撑住卧位抬臀、伸膝屈膝锻炼、踝关节背伸跖屈、直腿抬高、屈髋、髋外展等。

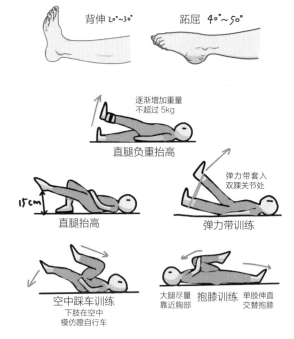

背伸 20°~30°　　跖屈 40°~50°

逐渐增加重量
不超过 5kg

直腿负重抬高

弹力带套入
双踝关节处

15cm

直腿抬高

弹力带训练

空中踩车训练
下肢在空中
模仿蹬自行车

大腿尽量　抱膝训练　单肢伸直
靠近胸部　　　　交替抱膝

3. 心肺功能锻炼　指导患者练习深呼吸、咳嗽、咳痰，10～20 次/h。也可通过吹气球、呼吸训练器，提高心肺功能。

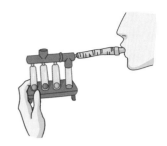

4. 在病情允许的情况下，遵医嘱指导患者借助床挡更换体位、坐起或移动的方法。

三、使用牵引治疗时，需要注意什么？

（一）生活护理

持续牵引者由于制动造成活动不便，生活不能完全自理。应协助患者满足正常生理需要，如协助患者床上洗头、擦浴，教会患者床上使用床挡、扶手、便盆等。

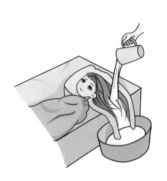

（二）保持有效的牵引

1. 牵引重锤保持悬空　牵引期间，牵引方向与被牵引肢体长轴应成直线，不可随意放松牵引绳，牵引重量不可随意增减或移除。

2. 皮牵引时，检查胶布、绷带、海绵牵引带有无松脱，扩张板位置是否正确，若出现移位，及时调整。

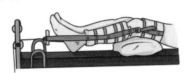

3. 避免过度牵引　每日测量被牵引的肢体长度，并与健侧进行对比；也可通过 X 线检查了解骨折对位情况，及时调整牵引重量。

4. 维持良好的血液循环　牵引时密切观察患者患肢末梢血液循环情况。检查皮牵引局部包扎有无过紧、牵引重量是否过大。若局部出现青紫、肿胀、发冷、麻木、疼痛、运动障碍以及脉搏细弱时，及时报告医护人员。

5. 皮肤护理　注意观察胶布牵引患者的胶布边缘皮肤有无水疱或皮炎。在可能发生压力性损伤的部位放置棉垫、毛巾或应用减压贴，保持床单位清洁、干燥和平整，定时翻身，观察受压皮肤的情况。

6. 功能锻炼　遵医嘱行踝关节的背伸和跖屈运动，注意观察患肢情况，预防牵引相关并发症的发生，如血管神经损伤、牵引针脱落、牵引针眼感染、关节僵硬等。

四、都说吃哪补哪，髋部骨折后是不是需要多喝骨头汤？

受传统观念的影响，很多人认为骨折后要多食用骨头汤。但现代医学研究证明，骨折患者多食用骨头汤，非但不能促进骨折早期愈合，反而会使骨折愈合时间推迟。这是因为骨头汤的成分主要是磷和钙。骨折患者如果摄入大量的磷和钙，就会导致骨质内无机质成分增高，使骨折内有机质与无机质比例失调，反而对骨折的早期愈合产生阻碍作用。

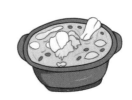

骨折患者的饮食原则如下：

（一）骨折后早期（1~2周）

以清淡饮食为主，宜进食高热量、高维生素、高蛋白、易消化饮食，不宜喝骨头汤等油腻食物。此期为炎症消退期，受伤部位会出现瘀血、肿胀、疼痛、体温偏高的现象，骨折愈合以消肿散瘀为主。应食蔬菜、水果、牛奶、米粥、面食等，忌食酸辣、油腻及刺激性食物。待病情稳定后，调和营养的食物以及含钙高的食物，以补益肝肾、强筋壮骨、促进骨折愈合。

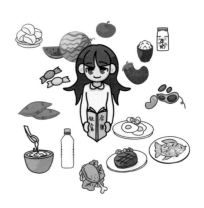

（二）骨折后中期（2~4周）

补充动物性食物的同时补充维生素等营养素。此期为骨痂形成期，瘀肿大部分吸收，治疗以止痛、祛瘀生新、接骨续筋为主；饮食上由清淡转为适当的高营养补充，多补充高营养、高蛋白、高热量饮食，以满足骨痂生长的需要；可在初期的食谱上加以瘦肉、鱼、鸡蛋、豆类以及动物肝脏之类的食品，适当添加一些西红柿、苋菜、青菜、卷心菜、胡萝卜等维生素 C 含量丰富的蔬菜，以促进纤维骨痂生长；同时可多晒太阳，以利钙质的吸收。不能户外晒太阳时应补充维生素 D 或牛奶。

（三）骨折后期（5周以上）

饮食上可以解除禁忌、正常饮食。此期为骨痂成熟期，骨折部瘀肿基本消除，已经开始有骨痂生长，此为骨折后期。治疗宜补，通过补益肝肾、气血，以促进更牢固的骨痂生成，使骨折部的邻近关节能自由灵活运动，恢复往日的功能。饮食上应以滋补为主，除正常饮食外，食谱上可再配以老母鸡汤、猪骨汤、羊骨汤、鹿筋汤、炖水鱼等。但要注意的是，不能以饮酒活血为理由而大量饮酒，酒精能损伤骨骼组织的新陈代谢，使其丧失生长发育和修复损伤的能力，酒精还能影响药物对骨骼的修复作用。

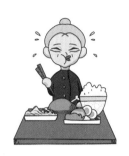

五、住院期间，感到疼痛的时候是不是应该能忍则忍？

错！

疼痛是人体的"第五大生命体征"，是影响患者手术后康复的重要因素，可增加机体氧耗，影响患者饮食、睡眠和心肺功能的恢复，影响术后功能锻炼，延长住院时间，增加医疗费用，甚至可能发展为难以控制的慢性疼痛，严重影响患者生活质量。

目前，骨科住院患者围手术期疼痛管理提倡超前镇痛、多模式疼痛管理和个体化镇痛的原则，即多种作用靶点的药物提前联合应用，多种镇痛途径联合应用，以达到单种药物最小剂量使用的目的。

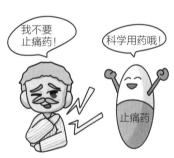

因此，疼痛不能忍，小心发展为慢性疼痛。

六、如何预防术后并发症的发生？

积极、合理的康复对避免卧床并发症、最大程度地恢复患者的活动能力和功能、避免再次摔倒和骨折均有非常重要的作用。如果患者的全身状况允许，手术后应尽早开始活动，具体功能锻炼方法同术前。

（一）压力性损伤

患者由于髋部疼痛、长期卧床，局部皮肤组织长期受压，同时受到汗液、尿液等的刺激以及营养不良、水肿等原因，导致压力性损伤的发生率较高。因此，自患者就诊时起，包括整个住院和康复过程，都应该进行压力性损伤的预防。

预防措施如下：

1. 定时翻身，每 2 小时翻身一次。

2. 保持患者皮肤和床单位清洁、干燥，正确使用便盆。

3. 加强营养。

4. 对足跟、骶尾部等压力性损伤的高危部位进行保护，使用翻身枕、气垫床或水胶体敷料等预防压力性损伤。

5. 协助并鼓励患者坚持每日进行主动或被动运动，鼓励早期下床。

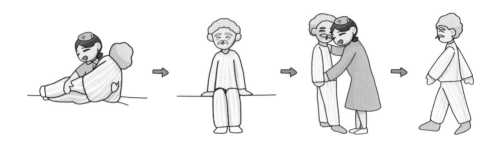

（二）静脉血栓栓塞症

由于长时间制动、卧床等引起下腔及髂静脉回流受阻、血流缓慢，老年髋部骨折患者是静脉血栓的高危人群。

预防措施：包括基本预防、物理预防和药物预防。

1. 基本预防包括尽早开始患肢康复锻炼、尽早下床活动等。

2. 物理预防包括足底静脉泵、间歇充气加压装置及梯度压力弹力袜等。

3. 药物预防包括普通肝素、低分子肝素、磺达肝癸钠、华法林、阿司匹林等，其中低分子肝素是首选。

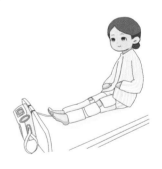

（三）肺部感染

术后卧床呼吸运动受限、呼吸道分泌物积聚及排除不畅，是引起术后患者肺部感染的主要原因。

预防措施如下：

1. 保持病室适宜的温度（18~22℃）和湿度（50%~60%），维持每日饮水量在 2 000ml 以上。

2. 术后卧床期间鼓励患者每小时重复做深呼吸 10~20 次，协助其翻身、叩背，促进气道内分泌物排出。

3. 协助患者取半卧位，病情允许的情况下可尽早下床活动。

4. 痰液黏稠者遵医嘱予以雾化吸入治疗。

5. 遵医嘱应用抗生素及祛痰药物。

（四）泌尿系感染

1. 鼓励患者多饮水，从而增加尿量达到冲洗膀胱的作用。

2. 保持会阴部清洁，便后及时擦洗。

3. 教会患者和家属正确使用便盆。

4. 严格遵守无菌原则，对留置导尿管的患者每日行尿道口护理两次。

（五）其他

对于行人工全髋关节置换术的患者，还应注意预防关节假体脱位、假体松动、假体感染、假体周围骨折等并发症，详见第四章。

第四节 出院篇

一、出院后的康复锻炼和在院期间一样吗？

是的。髋部骨折愈合时间较长，无论是否接受手术治疗，都需要长期、循序渐进地进行患肢功能锻炼。每位患者情况不一样，具体锻炼要求要以医生出院医嘱为准，下面康复锻炼的时期与方法仅供参考：

（一）早期

出院后至术后 1 周，主要以患肢肌肉等长收缩、患肢部分负重为主，目的是促进患肢血液循环，利于消肿和稳定骨折。

1. 指导患者继续在床上进行髋膝关节屈伸练习、髋关节外展练习，注意屈髋角度逐渐增加，但应 < 90°，保持术侧髋关节外展位。

2. 从患侧上下床，于床边站立，患肢部分负重。

（二）中期

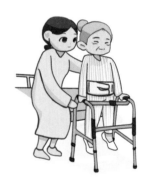

术后 1 周～2 个月，骨折部趋于稳定，在原有基础上适当增加活动量、强度及时间，并配合器械做辅助锻炼。重点训练髋关节伸展、直腿抬高和单腿平衡练习。根据功能恢复情况，可扶助行器或双拐下地练习步行，上楼时健侧先上，下楼时患侧先下。

（三）后期

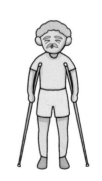

术后 2 个月以后，加强患肢关节的主动及负重锻炼，如无疼痛、跛行，可适当加长每日行走距离。但应嘱患者做到"三不"（不过度负重，不做盘腿动作，不坐矮凳子）"四避免"（避免重体力活动和奔跑等髋关节大范围剧烈活动的项目；避免在髋关节内收、内旋位时从座位上站起；避免在双膝并拢双足分开的情况下，身体向术侧倾斜取物、接电话等；避免在不平整或光滑的路面上行走）。

二、出院后还有哪些注意事项？

出院后患者尽量不做或少做容易磨损关节的活动，如爬山、爬楼梯和跑步等。避免在负重状态下反复做髋关节伸屈动作，或做剧烈跳跃和急停急转运动。卧床期间保持患肢外展中立位，不内收、内旋，坐起时不交叉盘腿，不深蹲。肥胖患者应控制体重，预防骨质疏松，避免过多负重。按医嘱定期门诊复查，一般为出院后2周、1个月、3个月、半年、一年。若人工关节置换术完成多年后关节松动或磨损，可在活动时出现关节疼痛、跛行、髋关节功能减退等表现。如果出现上述情况请尽快就诊。

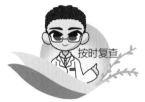

（段闪闪　侯晓玲　贾丽娟　杨兴海）

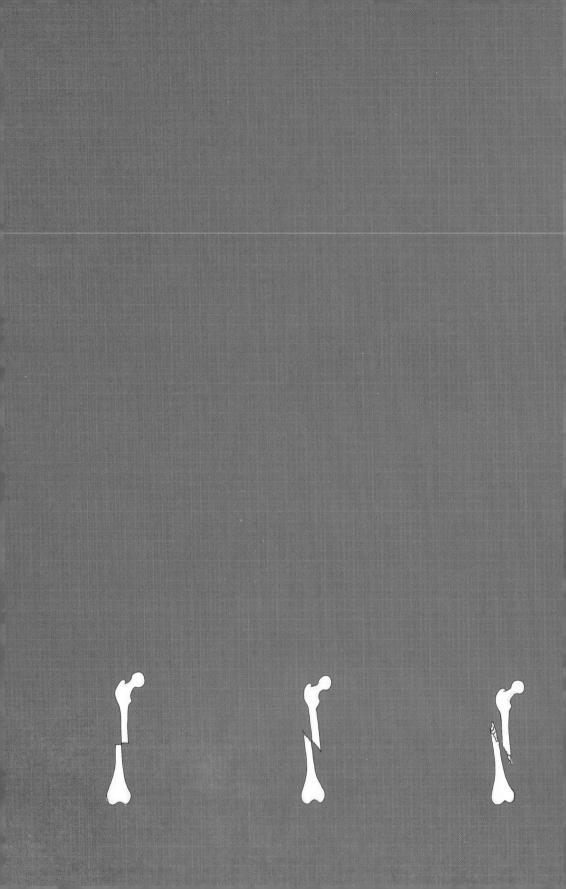

第七章

漫话上肢骨折

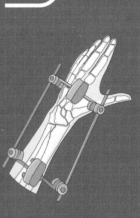

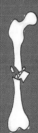

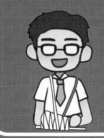

第一节 就诊篇

一、锁骨骨折也属于上肢骨折吗？

属于。

在了解上肢骨折之前，我们首先来了解身体的哪些部位属于上肢。

上肢可分为肩（包括腋窝、肩胛区）、臂、肘、前臂和手部。

骨折是指骨结构的连续性完全或部分断裂。顾名思义，上肢骨折就是双上肢手部到肩部范围内的骨结构的连续性完全或部分断裂。常见的上肢骨折有：锁骨骨折、肱骨外科颈骨折、肱骨干骨折、肱骨髁上骨折、尺骨鹰嘴骨折、尺桡骨干双骨折、桡骨远端骨折、腕骨骨折及掌骨指骨的骨折。

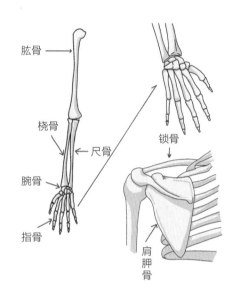

肱骨
桡骨
尺骨
腕骨
指骨
锁骨
肩胛骨

二、哪些原因会导致上肢骨折？

骨折是由创伤和骨骼疾病导致。大部分骨折是由直接或间接暴力创伤引起的，常见于跌倒、交通事故等。骨骼疾病（如骨肿瘤、骨髓炎、骨质疏松等）也会导致骨质的破坏，在患有此类谷骨骼疾病的情况下，轻微的外力甚至咳嗽就可能引发骨折，我们称它为病理性骨折。

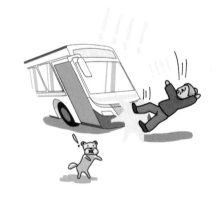

三、"骨裂"也属于骨折吗？粉碎性骨折就是骨头碎成了粉末？

不完全正确。

根据骨折的程度和形态，可以将骨折分为不完全骨折和完全骨折。

（一）不完全骨折

不完全骨折指骨的完整性和连续性部分中断，如裂缝骨折、青枝骨折。

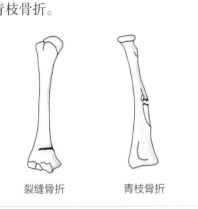

裂缝骨折　　　　青枝骨折

（二）完全骨折

完全骨折指骨的完整性和连续性全部中断，如横形骨折、斜形骨折、螺旋形骨折、T形骨折、粉碎性骨折等。

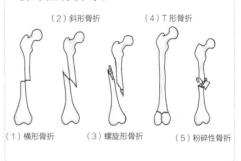

（2）斜形骨折　　　（4）T形骨折

（1）横形骨折　　　（3）螺旋形骨折　　　（5）粉碎性骨折

然而老百姓口中的"骨裂"，则是指裂缝骨折，骨质只出现了裂缝。粉碎性骨折则是骨质碎裂成三块以上，并非是字面上理解的碎成了粉末。

四、意外摔伤后皮肤都没有损伤，为什么医生却说骨折了？

并不是所有的骨折都会导致皮肤破损，根据骨折处皮肤、筋膜或骨膜的完整性分类，可以将骨折分为闭合性骨折和开放性骨折两类。

（一）闭合性骨折

闭合性骨折是指骨折处皮肤、筋膜或骨膜完整，骨折端不与外界相通。

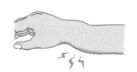

（二）开放性骨折

开放性是指骨折处皮肤、筋膜或骨膜破裂，骨折端与外界相通。甚至我们可以看见骨折处的皮肤破损，骨折端直接穿出皮肤与外界相通，常常伴有出血。

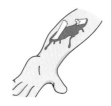

五、上肢骨折一般都有哪些症状？

上肢骨折一般会伴随着骨折部位的疼痛和压痛，由于骨折处血管破裂出血形成血肿，以及软组织损伤导致水肿，可使患肢肿胀，甚至出现水疱和瘀斑，患肢活动受限。同时，还会出现一些特有的体征，如畸形、反常活动、骨擦音和骨擦感。

（一）畸形

畸形是指骨折端移位可使患肢外形发生改变，主要表现为缩短、成角、延长。

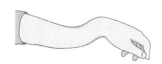

（二）反常活动

畸形是指正常情况下肢体不能活动的部位，骨折后出现不正常的活动。

（三）骨擦音和骨擦感

骨擦音和骨擦感是指骨折后两骨折端相互摩擦或撞击，可产生骨擦音或骨擦感。

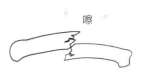

以上三种体征只要发现其中之一即可确诊，但未见此三种体征者也不能排除骨折的可能，如嵌插骨折、裂缝骨折。一般情况下不要为了诊断或检查有无上述特有体征，而任意搬动患肢，以免加重损伤。

六、上肢骨折后在医生到达之前，可以做些什么？

当发现上肢骨折或者怀疑骨折时，首先保持受伤部位制动，如若发生开放性骨折创面出血过多，需使用压脉带或按压止血。简易包扎止血后，通过就地取材制作简易夹板进行骨折固定。

（一）止血

1. 指压止血　用于上肢骨折后，较大的动脉出血，要临时用手指或手掌压迫伤口近端的动脉，将动脉压向深部的骨头上，阻断血液的流通，可达到临时止血的目的，但注意压迫时间不能过长。

（1）前臂出血：可用拇指或其他四指压迫上臂内侧肱二头肌与肱骨之间的体表可触及的搏动点，将肱动脉压向肱骨上即可止血。

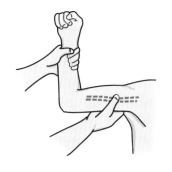
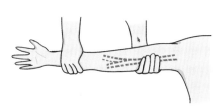

（2）肩腋部出血：可用拇指压迫同侧锁骨上窝中部的搏动点（锁骨下动脉），将动脉压向深处的肋骨上止血。

（3）手掌出血：患肢抬高，并用两手拇指分别压迫手腕横纹稍上处内外侧搏动点（尺动脉、桡动脉）止血。自救时用健康手拇指、食指分别压迫上述两点。

2. 止血带止血　止血带是一种制止肢体出血的急救用品。常用的止血带是约 1m 长的橡皮管，在紧急情况下可用布条、绷带等代替。一般在四肢大动脉出血用其他方法止血无效时，可采用止血带。

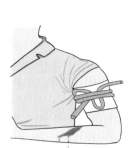
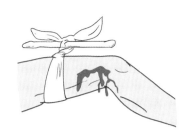

具体方法是：①扎止血带的部位应在伤口近心端，尽量靠近伤口。前臂和小腿不适于扎止血带，因此处有两根骨头并列，骨间隙可通过血流，止血效果不

佳。上臂止血不可扎在中 1/3 处，以防勒伤桡神经。②扎止血带前，应先垫上三角巾或毛巾，避免止血带直接接触皮肤而损伤皮肤。③扎止血带时，应将胶皮管适当拉长，绕肢体 2～3 圈后再固定，借胶皮的弹力回缩压迫动、静脉。绑扎不要过紧或过松，以远端动脉搏动消失为合适。④尽量缩短扎止血带的时间，以 1 小时左右为宜，最长不超过 4 小时。⑤使用止血带期间，每隔半小时至 1 小时应放松止血带一次，放松时可用指压法临时止血，以缓解局部肢体的缺血。松解 2～3 分钟后，立即在稍高的平面上扎止血带，不要在同一部位反复绑扎。⑥扎止血带的伤员在转运时必须做标记，注明扎止血带的时间。⑦使用止血带时要注意肢体的保温，因伤肢血液循环被阻断，抗寒能力低下，容易发生冻伤。

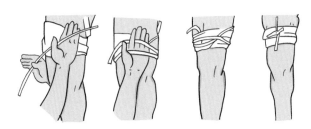

（二）包扎

包扎前移除伤口周围污染物，用干净的衣物、布片覆盖伤口，再用布带包扎。如若骨折断端外露并已污染，不可将骨折端塞回原位，避免深部感染。若在包扎时骨折端自行滑入伤口内，应做好记录，入院后及时告知医生。

（三）固定

1. 固定器材的选择　木棍、树枝、手杖等质地坚硬的物品均可作为固定器材。

2. 固定器材长度　应长于骨折处上下两个关节，达到限制骨折处活动的目的。

3. 骨折处及皮肤保护　上固定装置前应在皮肤受压处垫加厚软物，避免再次损伤。

4. 固定绑扎顺序　应先固定骨折近心端，再固定骨折远心端，依次由上至下包裹，包扎松紧度以空隙 1cm 为宜。

5. 其他注意事项　包扎时应露出手指，方便观察末梢血液循环。如果指尖苍白、发凉、发麻或发紫，说明固定太紧，要松开重新调整固定。

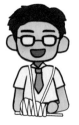

七、上肢骨折后就一定要做手术吗?

不一定。上肢骨折治疗包括保守治疗和手术治疗。

对于无移位、稳定的上肢骨折，常用手法复位石膏固定或夹板外固定等保守治疗。多数移位或保守治疗不理想的上肢骨折我们采取手术治疗。手术治疗包括：经皮克氏针闭合复位术、外固定支架固定术、钢板螺钉内固定术、关节镜手术、微创手术等。

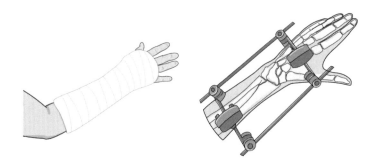

第二节 ▶ 入院篇

入院后为什么要做那么多检查?

急诊入院后,需要做常规的血液化验、X 线检查、CT 检查,必要时做磁共振检查。这些检查对于骨折的治疗均是有意义的。

(一)血液化验

血液化验包括血常规、血生化、凝血、输血全套、血型等。目的是检查是否有贫血,感染或者其他血液系统疾病,降低手术风险,保证患者的安全。

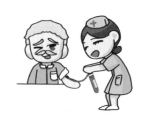

(二)X 线检查

凡疑为骨折者应常规进行 X 线检查,可以了解骨折的类型和具体情况,对治疗具有指导意义。X 线检查应包括正、侧位片,必须包括邻近关节,有时需加摄斜位、切线位或健侧相应部位的 X 线片。

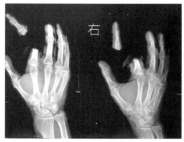

(三)CT 检查

对于骨折不明确但又不能排除者,及复杂骨折者均可行 CT 检查。三维 CT 重建可以更直观便捷地进行骨折分型,对治疗方案选择帮助很大,为目前临床上常用检查。

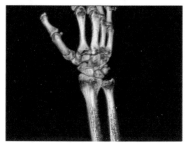

(四)磁共振检查

磁共振检查可将人体的各种不同组织呈现得较为清楚,对韧带、软骨等软性组织的成像优于其他检查。因此对于椎间盘突出、肩袖损伤、膝关节韧带半月板损伤等疾病的检查,优先选择磁共振检查。对于上肢骨折的患者,较少做磁共振检查。

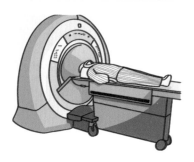

第三节 住院篇

一、入院后胳膊动不了，也要换上病员服吗？如何更换？

是的。

病员服既可以方便医务人员快速识别住院患者身份，又可以避免外来细菌进入病房，还能帮助患者迅速进入新角色，尽快适应医院这个新环境。

上肢骨折后可以在医务人员的指导下穿脱衣服，避免疼痛加重，以及避免二次损伤。穿衣时，先穿患侧上肢，再穿健侧上肢；脱衣服时先脱健侧上肢，再脱患侧上肢。

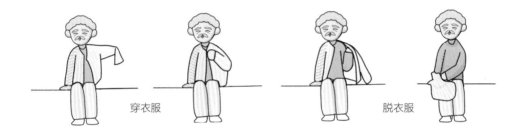

穿衣服　　　　　　　　　　　　　　　脱衣服

二、为什么术前需要佩戴臂托？

骨折后骨髓、骨膜及周围软组织内的血管破裂出血，在闭合性骨折周围形成血肿，软组织发生水肿甚至皮肤发亮产生张力性水疱，影响手术处理。为了有效地减轻水肿，通常会使用软枕患肢抬高法、三角巾悬吊法、臂托悬吊法。

（一）软枕患肢抬高法

软枕患肢抬高法一般用于患者卧位时，将软枕垫于患肢下方，患肢可自然伸直，也可放于前胸。但存在抬高幅度小、消肿效果不佳、翻身时须移动患肢、患者无法侧卧、影响休息和睡眠、患者感觉不舒适等缺点。

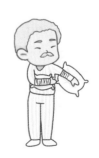

（二）三角巾悬吊法

三角巾悬吊法是指通过颈部受力方式悬吊上肢屈肘于前胸成中立位，此方法存在着患肢屈肘的角度不准确、易滑落等缺点，三角巾或其他吊带与颈部接触面太小，并且重量均由颈部承担，易致颈部肌肉酸胀、患肢不适，致使患者中途被迫停止悬吊，从而影响患肢的愈合及功能恢复。

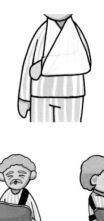

（三）臂托悬吊法

臂托悬吊法是指用臂托将石膏及上肢的重量分担给颈部及腰背部，使其对肩部软组织的压迫降至最低程度，增加患者舒适度，并且方便翻身和侧卧。因此，臂托悬吊法是目前较为推荐的抬高患肢促进静脉血液和淋巴回流、减轻消肿的方法。

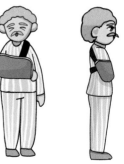

三、使用石膏托固定时，需要注意什么？

1. 注重主观感受，及时向医生说出身体的不适，及早发现问题。

2. 体位　患肢抬高，高于心脏水平约 20cm。

3. 观察　①每天观察石膏边缘的皮肤，有无红肿、破溃，有无渗血、渗液，有无异味；②观察指尖皮肤是否较健侧发白、发紫；③关注患侧手臂是否较健侧麻木、疼痛；④观察上肢指端或关节的活动情况；⑤观察石膏是否松动，失去固定作用。

4. 避免石膏的污染及损伤　①保持石膏表面清洁干燥，避免污染；②不可在石膏表面放置重物，以免石膏断裂、变形或移位；③如若有分泌物，及时告知医生；④翻身时，注意保护石膏形态，避免折断。

5. 若石膏内皮肤发痒，可用专用喷雾剂，不可伸入石膏内抓挠，以免皮肤破溃。

四、外固定支架治疗时，需要注意什么？

外固定支架固定的适用于患者肢体皮肤缺损、肿胀比较重、在内固定手术之前暂时固定或粉碎性骨折不适合内固定手术的一种治疗方法。使用外支架治疗时需要注意以下几个方面：

（一）预防感染

用外固定架固定后需要预防皮肤感染，骨针穿透骨质留在皮肤外，存在感染的可能。感染会导致患处出现淡黄色分泌物、皮肤红肿疼痛及脓性分泌物。因此，需要保持床单位干净整洁，降低感染率；同时，须要每天观察钉道处周围皮肤情况，发现异常及时通知医护人员进行处理。

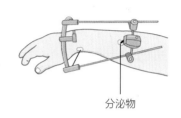

分泌物

（二）固定稳妥

外固定架旋钮可能会出现松动，须每天检查、拧紧。

（三）坚持锻炼

嘱患者遵医嘱进行康复锻炼，以免发生肌肉萎缩或关节僵硬。

五、术后如何进行康复锻炼？

通常上肢骨折之后，无论是做夹板外固定或者是手术切开复位内固定术，骨折的地方早期都需要制动、保证固定的效果，不适宜早期活动，但是对于没有被固定的关节和肌肉，必须要早期进行活动。

（一）手部骨折

手部骨折常见于掌骨、指骨的骨折。没有损伤的手指不要固定在石膏或夹板内，防止因限制性位置造成的关节僵硬。手部关节活动以主动活动为主，对于石膏固定范围内的部位，可作肌肉的伸缩练习。被动活动要谨慎，忌用暴力，以免造成不必要的损伤。

对指运动

张指运动

内收

（二）前臂骨折

前臂骨折常见于尺骨鹰嘴骨折、尺桡骨干双骨折、桡骨远端骨折、腕骨骨折等。两周内不做前臂旋转、握拳或屈伸腕关节活动，避免引起骨折再移位，可以做肩和手指关节的活动，手指活动时如有疼痛，可服用止痛药物，但不可因疼痛而主动限制活动。两周后可作腕关节活动锻炼，4 周后根据骨折愈后情况，除继续加强上述功能锻炼外，可逐渐进行前臂旋转，用手推移重物的负重锻炼，使上、下骨折端产生纵轴压力，促进骨折愈合。

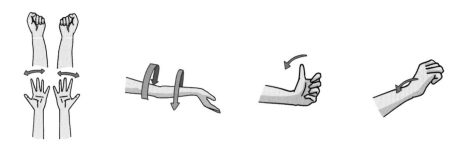

（三）上臂骨折

上臂骨折常见的骨折包括肱骨干骨折、肱骨髁上骨折等。指、掌、腕关节可以进行伸、屈、握和夹持物品的活动，但禁忌上臂做旋转运动，避免骨折移位。3 周后可逐渐进行肘关节活动，可采取用健手握住患侧腕关节，缓慢牵引患肢向前伸展，直至完全伸直，如开始关节僵硬、伸直疼痛，可以通过一定时间锻炼后再要求屈曲，反复多次进行锻炼。肩关节于 3 周后也可进行旋转活动，采取让患者身体前倾或向患侧倾斜，上臂向下垂直，肘关节屈曲，用健手握住患侧腕部，作肩关节画圈运动，力量应掌握适当，由慢至快，逐步画大圈，加强肩部外旋、内旋肌群锻炼。

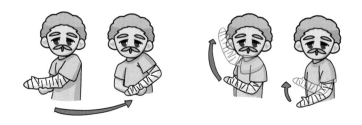

（四）肩部骨折

临床常见的肩部骨折包括肱骨大结节骨折、肱骨外科颈骨折、肩胛骨骨折、锁髓肩峰端骨折等，术后康复锻炼如下：

1. 第一阶段　术后 1 周内，在自己可以承受的范围内做屈指、握拳、伸屈腕、肘关节的活动，每次 5 ~ 10 分钟，每分钟 15 ~ 20 下，每天 3 ~ 4 次。

2. 第二阶段　术后 2 ~ 4 周，在疼痛忍受范围内，在家属的陪同下下床活动，健手置于床沿处，微微弯腰，患手置于中立位，开始前后往复摆动运动，逐步增加次数和摆幅。每次 20 ~ 30 分钟，一般每天 3 次，其他时间用臂托悬吊患臂。随着疼痛缓解，逐步增加运动范围，行被动、内收、内旋，外展、外旋等锻炼。

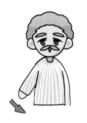 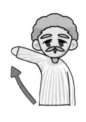 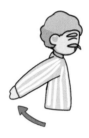

3. 第 3 阶段　术后 4 周后。

（1）贴墙画弧法：患者胸、腹或肩、背、臀部贴近墙壁，上肢伸直自下而上，自上而下反复在墙壁画弧形。每次尽量自最低处画至最高处，应认真做好标记，下次尽量超过该标记线。主要目的是锻炼外旋外展肌群。

（2）侧身爬墙练习、触肩法：患者侧身贴近墙壁，手指自下垂直向上臂与体侧接触，沿墙摸高，直至上肢完全伸直摸至最高，下落时斜向对侧摸头顶、对侧耳至肩。主要目的是锻炼内旋内收肌群，根据患者自身情况循序渐进。

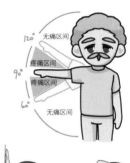

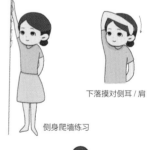

下落摸对侧耳 / 肩

侧身爬墙练习

（3）双臂背伸互握法：两上肢背伸，两手互握，健手逐渐沿患肢腕、臂握动上移，直至握至肘关节上停，再循原路握回。由患手握健侧，沿腕、臂握动上移，至肘关节上停，循原路握回至手，如此交替互握锻炼。

（4）反背摸腰：取站立位，双肩外旋，慢慢将双手置于腰间，停留 10 秒，再慢慢收回双手。

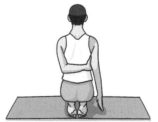

六、住院期间如何保持良好的睡眠?

睡眠是一种重要的生理现象，良好的睡眠能促进机体康复和使人体生理功能更加旺盛。若患者睡眠质量差，则可妨碍患者食欲、情绪、康复锻炼，进而影响伤口愈合，增加感染的可能性，延长住院时间。因此，良好的睡眠非常重要。

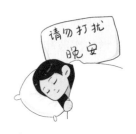

1. 遮挡光线，睡前佩戴眼罩；降低噪音，睡前佩戴耳塞。

2. 保证环境舒适，温湿度适宜，有条件者可转入单人间或双人间。

3. 音乐促进睡眠，收听自己喜好的助眠音乐。

4. 保护睡眠隐私，床帘遮挡，营造私密的睡眠环境。

5. 温水足浴，病情允许的条件下，协助患者进行温水足浴，水温为40℃，足浴时间为30分钟。

6. 调整作息，按时起床，无睡意不上床，白天不睡觉，睡眠前不高谈阔论，不剧烈活动。

7. 减少焦虑，主动向医务人员了解病情，做到心中有数，避免恐惧。

8. 必要时遵医嘱使用镇静催眠类药或抗焦虑药物，保证充足的睡眠。

第四节　出院篇

一、都说"伤筋动骨一百天"是不是过了 100 天，骨折就愈合了？

不是!

不是。

骨折愈合的过程就是"瘀去、新生、骨合"的过程，是一边清除坏死组织，一边新生、修复的过程，整个过程是渐进的，同时进行的。

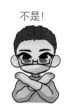

骨折的愈合时间与多个方面因素有关。①全身因素：年龄、营养、健康状况；②局部因素：骨折的部位、类型、感染等；③治疗方法因素：骨折的固定不牢固、过早或不恰当的功能锻炼等。

所以每个人的愈合时间也不固定，只有做到在医务人员的指导下，控制好自己可控制的影响因素（如营养、感染、功能锻炼等），才能更快地达到骨折愈合的目标。

二、出院的标准是什么，为什么骨折还没完全愈合，就让出院了？

（一）对于保守治疗的患者

骨折断端没有明显的肿胀、瘀血的情况，在疼痛减轻以后则可以出院，一般需要住院一周左右，通过 X 线检查，如果说骨折断端没有明显的变化，就可以回家休养。

（二）对于手术治疗的患者

一般术后要住院观察一周，伤口部位没有感染的情况才可以出院，住院时间一般为 2 ~ 3 周。

三、出院后还有哪些注意事项？

1. 保持伤口清洁干燥，避免接触不洁物品。尤其是带有外支架出院的患者，伤口长期暴露于外部环境，保持伤口清洁干燥，预防局部感染，至关重要。

2. 功能锻炼应循序渐进，以不引起疼痛和疲劳为宜。出院后的功能锻炼和在院内所做的功能锻炼一致，特别需要注意的是，功能锻炼应循序渐进，活动范围由小到大，活动次数由少到多。

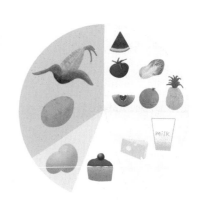

3. 饮食方面多进食高热量、高蛋白、高维生素及富含钙质的食物。比如鸡蛋、牛奶、瘦肉、水果、新鲜蔬菜等。

4. 多饮水，保持心情舒畅。

5. 定期到医院复查。

四、手术安上的钢板螺钉多久可以取出？

X 线片提示在骨折周围存在较明显的外骨痂患者，需要将内固定保留至少 12 个月才考虑拆除，尽管这类患者在 12 个月之前骨折已完全愈合，但是骨折愈合后骨痂有一个重塑过程，在此过程中骨的强度和正常骨仍有一定差别，延长固定时间有一定的保护作用。

五、内固定取出后可以剧烈运动吗？

在内固定螺钉拆除 4 个月内禁忌过度剧烈运动。

六、坐飞机要金属探测，那如果内固定还未取出，是不是就不能坐飞机了？

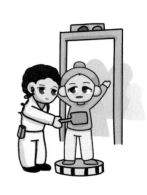

现今飞机已经开始逐步成为日常生活中较为常见的旅行方式。对有内固定存留的患者，过安检时存在金属器械被探测出来的可能。而现阶段所使用的金属材料具有极好的顺磁性和传导性，被金属探测器探测出的可能性较低。但为避免此类问题出现的一个相对简便的方法是保存一张诊断证明书照片。

七、上肢骨折愈后如何避免关节僵硬?

(一)心理上

鼓励患者保持乐观向上的生活态度。可与家人探讨一些关于骨折的知识,在认知疾病的基础上建立战胜疾病的信心。家人也应积极与患者进行交流,鼓励其宣泄情绪,给患者以亲情的抚慰。

(二)功能锻炼

坚持锻炼,锻炼须坚持循序渐进、持之以恒、由被动运动向主动运动逐渐过渡,逐渐提升训练量,加大活动范围、增多次数、延长时间、增加强度等原则;避免过度用力,以自身可承受为度;逐渐提升关节负重锻炼,直至活动度恢复到正常范围。

(王艺燕 段闪闪 刘星 王凤临)

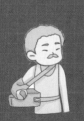
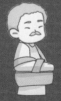

第八章

漫话肩袖损伤

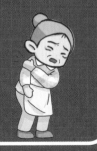

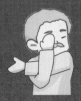

第一节 就诊篇

一、肩关节疼痛、活动受限就是肩周炎吗？

肩关节疼痛不一定是肩周炎。其实肩周炎的发病率只占肩关节疼痛患者的10%～20%，受凉、肩袖损伤、风湿类疾病、慢性肌肉损伤、颈椎病、肿瘤、外科骨折都会引起肩关节疼痛。所以有的患者在加强了如爬墙、甩手、拉吊环等锻炼后没有疗效，甚至肩部疼痛症状加重了。

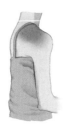 VS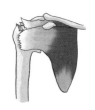

肩周炎 　　　　　　肩袖损伤

二、出现肩部疼痛等不适，按摩店理疗可以代替医院治疗吗？

明确诊断是治疗疾病的前提，如出现不适患者应选择到正规医院就诊，不仅有相关专业的医护人员指导，还配备齐全的检查设备，对疾病进行辨别，防误诊、漏诊，加重病情，延误治疗，应根据医生的医嘱采取正确的治疗方法。

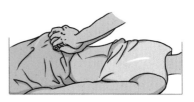

已治疗 3 个月还是疼

三、肩袖损伤与肩周炎的区别？

肩袖由四块肌肉组成，分别为冈上肌、冈下肌、小圆肌、肩胛下肌。肌肉的肌腱就是人们常说的"筋"。他们相互融合，像一个袖口一样包住肱骨头，故称之为肩袖。肩袖的功能很多，这四块肌肉收缩分别能够使肩关节内旋、外展、外旋，

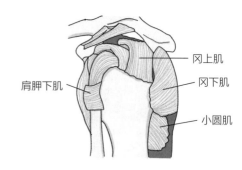

冈上肌
冈下肌
肩胛下肌
小圆肌

所以又称作旋转肩袖。肌腱撕裂通常以冈上肌撕裂最为常见。

　　肩袖损伤与肩周炎最重要的鉴别点是活动范围，肩袖损伤时肌腱部分或完全撕裂，以肩关节主动活动受限为主，以肩关节外展、外旋受限最为常见，肩部疼痛（夜间加重）伴有无力感，有时还有弹响，无法向患侧行侧卧位；而肩周炎患者其主动、被动肩关节活动均明显受限，不能做梳头等动作。

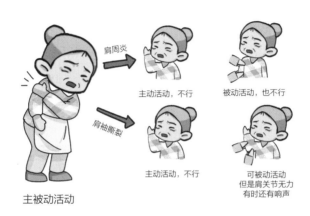

主被动活动

　　肩袖损伤的诊断，还要结合患者症状、体格检查和影像学检查结果进行综合诊断，一定要注意对患者肩关节主动、被动运动范围的检查，切勿将肩袖损伤误诊为肩周炎，延误治疗时机。

四、肩袖损伤发生的原因有哪些？

（一）运动损伤

　　运动损伤多见于年轻人和运动员，可由外伤引起，手臂外侧抵挡撞击、摔倒时用手撑地，或者进行需要肩关节外展的体育项目，都可造成肩袖损伤。肩袖损伤后产生疼痛较为明显，严重时甚至会影响患者日常生活。

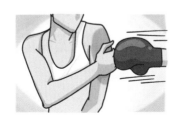 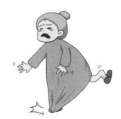

（二）退行性变

随着年龄的增长，老年人的肩袖组织可发生退行性变，肩袖质地变脆、薄弱，在过度活动、提拉重物，甚至不慎轻微用力都可能造成肩袖损伤。

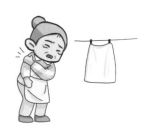

（三）慢性劳损

慢性劳损由于长期过度用肩、反复撞击、磨损，造成了慢性的肩袖损伤。

五、日常生活中，经常做的哪些动作或者运动容易导致肩袖损伤？

1. 中老年妇女跳广场舞、斜挎包、耸肩，日积月累易造成肩袖损伤。坐公交时拉扶手，遇到突然刹车最易受伤。遛狗，特别是宠物狗突然奔跑而用力拉绳索时也容易造成损伤。

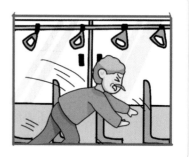

2. 运动方面，在投掷铅球、打羽毛球或网球等运动时最易受伤，所以运动前做热身是非常必要的。

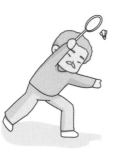

3. 热身可预防肩袖损伤，热身方式如肩关节 360° 旋转，伸肩，一侧手臂伸直，另一侧手臂屈曲 90° 放在伸直手臂的肘部，做相互抵抗的运动。

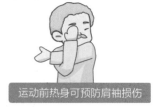

运动前热身可预防肩袖损伤

六、一旦发生肩袖损伤急性期应如何处理?

（一）冰敷

冰敷可收缩血管、减少出血、控制炎性组织的扩散。而热敷会扩张血管，加重出血及肿胀，从而加重疼痛。

（二）用止痛药

疼痛剧烈的患者可在医生指导下使用止痛药物缓解疼痛。

（三）放松紧张疲劳组织

俯卧位，肩部放松，上肢放于体侧，用手指关节推压肩袖肌群的前部及肌腹，以达到放松效果。

（四）药物和理疗

予镇痛、止血、活血化瘀等药物治疗，配合局部痛点封闭、超短波理疗。

（五）制动

在医师指导下用外展架或石膏外固定肩部，保持肩关节外展位。

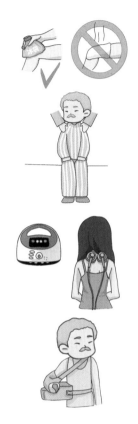

七、肩袖损伤后能不能进行运动?

患者应减少活动，多休息。如果在此时采取不恰当的锻炼方式，比如爬墙、甩手，很可能使肩袖的小撕裂口变成大的撕裂口，甚至进展为一个巨大的肩袖撕裂，导致最后完全不能修复。

八、挂号后到门诊看病时，需要配合医生做什么?

（一）了解病史

应积极配合医生的询问，真实详细地讲述是否受过外伤以及受伤时的具体情况、习惯性的动作、职业、出现症状的时间、性质及程度等信息有利于疾病的诊断。

（二）体格检查

肩袖损伤是肩关节疼痛最常见原因之一，但须与肩周炎、肩峰下滑囊炎等疾病相鉴别。肩袖分别由冈上肌、冈下肌、小圆肌、肩胛下肌组成，因此，对肩痛患者进行肩关节各肌肉的体格检查对辅助诊断肩袖损伤具有重要意义。

1. 落臂试验　此试验用于检查冈上肌维持姿势功能。检查者将患者肩关节外展至90°以上，患肩不能保持位置，无力坠落者为阳性。

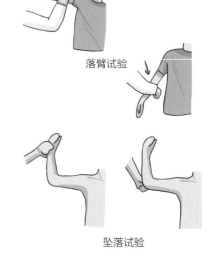

落臂试验

2. 臂坠落试验　此试验检查冈下肌、小圆肌损伤的情况。患者取坐位，肩关节在肩胛骨平面外展90°，并屈肘90°，检查者使肩关节达到最大程度的外旋，然后放松嘱患者自行保持该位置。若患者无力保持最大外旋，手从上方坠落，至肩内旋，则为阳性。

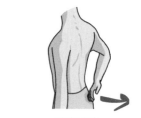

坠落试验

3. 抬离试验　此试验检查肩胛下肌损伤情况。患者将手背置于下背部，手心向后。然后嘱患者将手抬离背部，必要时可以适当给予阻力。若患者手无法抬离背部，则为阳性。

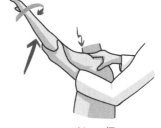

抬离试验

4. Neer 征　该试验针对肩峰下撞击的检查。检查者立于患者背后，一手固定肩胛骨，另一只手保持肩关节内旋位，使患肢拇指尖向下，然后使患肩前屈过顶，若诱发出疼痛，即为阳性。该检查的原理是人为地使肱骨大结节与肩峰前下缘发生撞击，从而诱发疼痛。

Neer 征

九、肩袖损伤后都要做手术吗？

不是 100% 的肩袖损伤都要做手术，必须要看损伤的程度。

（一）非手术保守治疗

尤其是早期单纯肩袖挫伤，比如撕裂在 1cm 以下，临床症状不重，医生诊断后通过药物治疗或理疗及功能康复锻炼，组织肿胀即可消退，能取得一定的效果。

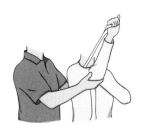

非手术治疗肩袖损伤的方法包括：休息、非激素类抗炎药物应用、局部封闭、物理疗法，以及各种有利恢复肌肉力量的练习和综合康复的方法。

（二）手术治疗

肩袖损伤，它有不同的分型方法，比如 Neer 将肩袖损伤分为三期。

1. 一期　肩袖出现了组织出血、水肿。

2. 二期　出现了肩袖纤维化。

3. 三期　表现为肩袖撕裂，肩袖的撕裂又分为部分撕裂和全程撕裂。

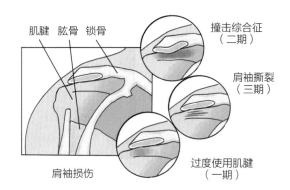

肌腱　肱骨　锁骨

撞击综合征（二期）

肩袖撕裂（三期）

肩袖损伤

过度使用肌腱（一期）

当肩袖撕裂范围较大，程度重，肩膀无力，严重影响患者的生活和工作，或者老年人的整个肩袖严重蜕变、肩袖修复能力弱，非手术很难达到很好的治疗效果，就要选择肩袖缝合修补微创手术治疗了。

手术主要是将断裂的肩袖肌腱用锚钉将肌腱重新缝到骨头上，让肌腱和骨头重新长在一起，恢复肩关节的功能。

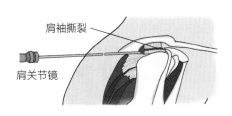

肩袖撕裂

肩关节镜

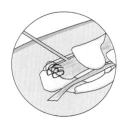

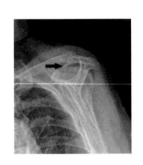

第二节 入院篇

一、入院前需要完善哪些影像学检查?

（一）X 线检查

通过 X 线可检查除肩袖损伤外是否还存在骨折，观察肩峰形态是否异常，同时也可以通过观察肱骨头与肩峰之间的距离，初步判断是否存在巨大肩袖损伤。

（二）关节造影检查

肩关节造影方法简单、廉价，对肩袖损伤的诊断准确度非常高，不过肩关节造影是侵入性的检查。

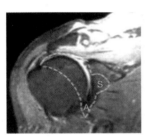
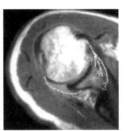

（三）B 超检查

B 超检查具有无创、快速、低成本、可动态观察、反复检查等优点，目前已成为诊断肩袖损伤的常用方法。

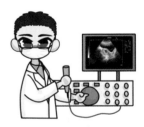

（四）磁共振成像检查

磁共振成像检查是目前临床上确诊肩袖损伤的首选检查，它的检查无创伤，软组织分辨率高，而且能多平面的成像，可以更为直观地观察肩袖肌腱损伤的部位和严重程度。同时可排查其他损伤（注意：检查时不能携带一切含有金属的东西，如手机、钥匙；体内金属植入物如避孕环等）。

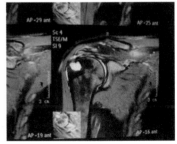

二、接到入院通知后需要做哪些准备?

（一）物品

1. 证件　入院证、身份证、合作医疗本或者医保卡、现金或者银行卡。

2. 影像学检查相关资料　X线、磁共振检查结果等。

3. 患者常用药物　如高血压药、糖尿病药物等。

4. 生活用品　洗漱用具（如面盆、毛巾、拖鞋、换洗的衣物、碗筷、水杯等）。

（二）其他方面

1. 了解报账流程及需要准备的资料（特别是异地报账或商业保险）。

2. 入院两周前须戒烟、戒酒，高血压病患者控制好血压。

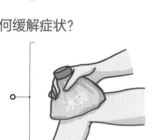

3. 保障良好的睡眠和心态。

（三）入院前肩部疼痛，影响日常生活及睡眠，该如何缓解症状?

1. 可遵医嘱使用 NSAIDs 类消炎镇痛药或者联合阿片类药物。

2. 冰敷　用冰加水混合装入水袋（这样更容易贴合于疼痛部位），放置在局部冰敷，15～30min/次。

3. 理疗（如冲击波、针灸等）。

4. 减少患肢活动。可以减轻组织肿胀和疼痛。

第三节 住院篇

一、肩袖损伤会采取怎样的手术方式？切口瘢痕会不会很大？

1. 绝大多数的肩袖损伤用关节镜微创手术治疗。是在肩关节表面的皮肤打几个小洞，用直径 3.5mm 自带光源的镜子插到关节里面，将关节里的影像放大到电视上，在镜头监控下完成清理、骨刺的磨削、肌腱转位、肩袖组织的松解和缝合。

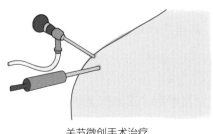

关节微创手术治疗

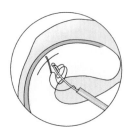

关节微创手术治疗

2. 关节镜微创手术具有切口小、创伤小、恢复快等特点。

二、手术后会出现哪些情况？危险吗？

（一）肿胀

术后出现肿胀，可将患肢抬高，嘱患者多做握拳等运动，以利于肿胀的消退。

（二）疼痛

术后早期可能会存在这样的不适，协助并教会患者正确佩戴肩关节支具，呈外展体位，让肩袖处于无张力状态，可按医生指导冰敷或者用消炎镇痛的药物。

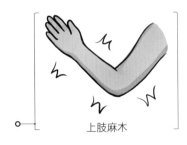

上肢麻木

（三）麻木

术后因麻药原因或佩戴支具，肘关节长时间

屈曲位，会有麻木感觉，可行伸肘、握拳等动作，一般为暂时性症状，可告知医生，遵医嘱口服营养神经药物，如甲钴胺等。

三、手术前后在饮食方面需要注意什么？

术前 6 小时可进食稀饭、馒头为患者手术补充能量。可饮用不超过 200ml 的含糖的清亮液体，防止低血糖。

手术清醒后即可少量饮水，无呕心、呕吐的情况可进清淡饮食，如小米粥、菜汤、面条等，无不适后第二餐开始逐渐正常饮食，多食富含蛋白质的物质，如鱼类、鸡蛋、瘦肉等，多食蔬果，合理搭配饮食。少食辛辣、刺激、油腻的食物。

四、术后是否需要购买肩关节支具？买什么样的肩关节支具合适？

术后需要佩戴肩关节支具，即护肩，可使肩袖处于松弛状态，促进症状减轻，手臂处于外展状态，下面可能垫一个小枕头，起到支撑作用，让肩袖组织好好休息。支具需佩戴 1 ~ 2 个月，帮助肩袖组织进行良好地愈合。

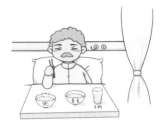

根据医嘱购买正规的医用肩关节支具，符合患者个体的身高和肩关节的外展程度，并在医生指导下进行调整，如果外展角度过大或过小都不能达到很好的效果（注意根据肩袖损伤的患肢选择支具）。

五、术后怎么做功能锻炼才有利于尽快康复？

手术后行正确的功能锻炼，主要是为了保护修复的肩袖、确保伤口愈合、防止肩部僵硬及恢复邻近关节运动范围。

（一）术后 0 ~ 2 周（最大限度保护期）

1. 手术当天，患者麻醉完全清醒后，患者腕关节及手指关节进行主动伸屈活动，用力、缓慢、尽可能张开手掌，保持 2 秒，用力握拳保持 2 秒，肘关节

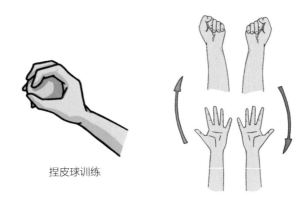

捏皮球训练

可行屈伸活动，肩关节保持不动，以此反复进行。可借助握力球进行锻炼，用力握球，维持 2 秒，然后松开，反复进行。

2. 运动后可进行冰敷　15~20 分钟以缓解疼痛。

3. 颈椎主动活动（前屈、后伸、侧屈、旋转）　随时可以进行。

（二）术后各级肩袖撕裂的中期锻炼

小撕裂术后 2 ~ 6 周，中撕裂术后 2 ~ 8 周，大撕裂术后 2 ~ 10 周，巨大撕裂术后 2 ~ 12 周。该期主要为了恢复患侧肩关节屈曲 / 后伸被动运动范围，被动锻炼患侧肩关节（仅前屈和后伸），原则上禁止主动锻炼。

仰卧位被动前屈肩关节：仰卧位，将患肢垫于同一水平位置，健侧手握住患侧手腕（或请家属协助），缓慢将患侧手臂向上抬起，出现明显疼痛时停留维持牵拉 10 ~ 15 秒，后继续向上运动至最大耐受位置，末端停留维持 10 ~ 15 秒。缓慢放回起始位置。稍作休息后，重复上述动作。早阶段 5 ~ 10 次 / 组，早晚各一组；后期阶段 10 ~ 20 次 / 组，早晚各一组，锻炼后可行冰敷。

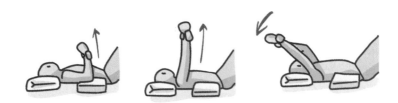

（三）术后各级肩袖撕裂的后期锻炼

小撕裂术后 6 ~ 12 周，中撕裂术后 8 ~ 16 周，大撕裂术后 10 ~ 20 周，巨大撕裂术后 12 ~ 24 周。该期逐步开始主动功能锻炼（被动为主，主动为辅），可去除肩关节支具，部分患者夜晚可用腋枕以提高睡眠质量，禁止提 5kg 以上重物、过度后伸、过度外展或突然移动。

手持杖上举运动：首先处于仰卧位，掌心向上，双手各持手杖一端，双手间距与肩同宽，双手同时用力（健侧肢体用力为主）上举到所能承受最大位置，保持该动作 10 秒。然后放松，回到初始姿势。按医嘱重复上述运动（5~6 个 / 次，早晚各一次）。

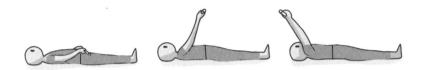

六、肩袖损伤术后都要佩戴肩关节支具吗？正确佩戴的方法是什么？

1. 肩袖损伤手术之后，都需要佩戴肩关节支具，固定于外展 30°~45° 位置，外展可降低部位张力，对缓解疼痛、减轻肩关节的负担、促进缝合肩袖的愈合很有帮助。

2. 佩戴方法　先用健侧手托住患肢肘关节，患肩部处于完全放松状态，陪护人员或家属将肩部支具的海绵包裹放置于腋下，使患肢保持外展前屈位，肘关节屈曲位，最后用搭扣妥善固定，松紧适宜，使患肢平放

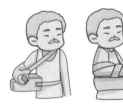
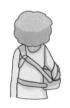

于肩部支具。最后将海绵握力球放置在手边，方便患者借助握力球进行锻炼。

3. 注意事项　佩戴时保持肩关节支具平稳，无倾斜，勿做耸肩等动作，支具上每一条固定带都有其用处，不可随意拆卸，特别是肘关节处通常会有 2~3 根支具固定带，防止外旋。

七、肩关节支具在夜间睡觉时也需要佩戴吗？需要佩戴多长时间？

1. 肩袖损伤术后，肩关节支具一般需佩戴 4~6 周，还要根据手术医生在手术当中的具体情况来决定，也就是撕裂的严重程度。

2. 睡觉时也需要佩戴支具，可适当松一些。在佩戴过程中，有些患者因为突

然用力或者下意识的活动导致肩关节疼痛，尤其是晚上，不自觉地活动，有时会疼痛难忍。佩戴支具对肩关节能起到很好的保护作用，有利于肩关节功能的恢复。

八、为什么术后当天感觉运动挺好，反而随着时间推移，数小时或次日感觉患肢麻木呢？

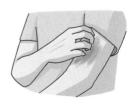

有些患者在手术后患肢感觉运动存在，随着时间推移出现麻木情况，出现这种情况多因为患者害怕疼痛而减少活动，加之长时间佩戴支具，肘关节处于屈曲位，所以可能出现麻木症状。因此，术后麻醉清醒后，可行握拳、伸肘活动，促进患肢循环。

九、住院期间可能会用哪些药物？需要注意些什么？

（一）消炎镇痛药物

    1. 注射用药　帕瑞昔布钠、盐酸曲马多注射液等。

    2. 口服用药　艾瑞昔布、塞来昔布等。

（二）镇静睡眠药物

    阿普唑仑、舒乐安定等。

（三）其他

    1. 术后预防性使用抗生素。

    2. 有基础疾病者可用药控制。

用药前需注意患者过敏史，用药后如出现药物不良反应（如红疹、痒感等症状）应及时告知医生。

第四节　出院篇

一、手术后什么时候可以出院？

肩袖损伤术后无特殊情况，一般 2 ~ 3 天可出院。

二、出院后需要注意什么？有何禁忌？

1. 术后一般外支具固定 6 周，三周内避免肩关节主动活动，如主动抬胳膊、用力拿物品等活动。如果过早活动，可能导致缝合的肩袖再次断裂、铆钉拔出。

2. 佩戴肩关节支具后要进行手部、腕部及肘部关节活动，预防关节僵硬、粘连。

3. 出院后要注意伤口情况，定期换药，伤口常规每 3 ~ 5 天换药一次，若有渗血、渗液或敷料浸湿应及时到医院更换，避免感染，影响愈合。

4. 避免外伤、猛然用力　早期避免双上肢高于肩膀水平面持物工作，若须取高处物品时尽量使用平稳的脚垫。

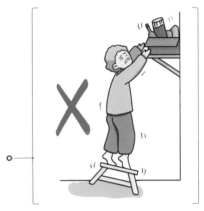

5. 避免长期负重、过度劳累　不要用手提太重的物品，可以有效预防再次出现肩袖损伤的情况；须要长时间反复操作时，应保持肘关节弯曲，并靠近身体。

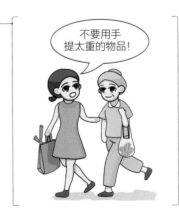

三、复查时间具体是什么时候？何时拆线？

肩袖手术后一般在 2 周左右拆线。

一般术后 2 周、4 周、6 周、3 个月、6 个月、12 个月回医院复查。复查内容包括影像学检查（如磁共振检查）、伤口情况、肩关节活动度、肌力等。

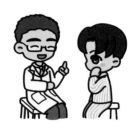

四、离家较远的外地患者可以在当地正规医院复查吗？

术后复查可根据关节活动度、肌力情况及其他个人情况，及时制订个性化康复方案，所以在复查时间尽量能回手术医院复查。但有些患者离家较远，在省外或者外地偏远山区，可选择就近同等级正规医院复查。

（李鹏程　彭润　陈佳丽　宁宁）

第九章

漫话前交叉韧带损伤

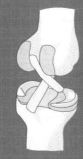

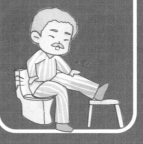

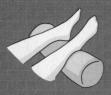

第一节 就诊篇

一、什么是前交叉韧带？它具体在膝盖哪个部位呢？

膝关节交叉韧带包括两条彼此独立而又互相协调作用的韧带，即前交叉韧带和后交叉韧带，前后交叉韧带牢固地连接股骨和胫骨，是膝关节在进行前后向运动和旋转运动时维持稳定的重要结构，因它们在走行方向上互相交叉而被命名为交叉韧带。前交叉韧带起自胫骨髁间隆起的前方内侧，与外侧半月板前脚附着，斜向后上方外侧，纤维呈扇形附着于股骨外侧髁的内侧面。

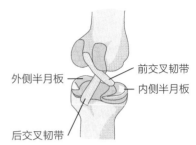

膝关节交叉韧带和半月板

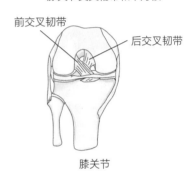

膝关节

二、膝盖受了伤，前交叉韧带就会断吗？

不一定。

前交叉韧带损伤是临床上最为常见的膝关节运动损伤之一，当运动或者意外伤害对前交叉韧带的牵拉和扭转负荷较大时，所导致的韧带部分断裂或者完全断裂称为前交叉韧带损伤。

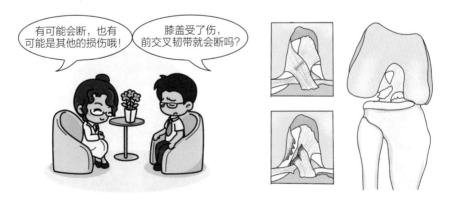

三、前交叉韧带损伤了会有哪些表现？

单纯前交叉韧带损伤都有急性膝关节损伤病史，并可根据受伤动作或姿势作出初步判断。通常受伤当时关节内有撕裂感，随即产生疼痛和关节不稳，并导致不能完成正在进行的动作，继而出现关节出血、肿胀，但出血量和肿胀程度因损伤程度而有差异，如有韧带撕脱和骨折则出血快、肿胀明显，疼痛也较严重，而部分撕裂则出血较少。

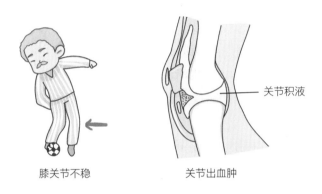

膝关节不稳　　　　　　　　关节出血肿

四、前交叉韧带为什么会损伤呢？

（一）运动中前交叉韧带的负荷增加

前交叉韧带是控制膝关节前向稳定及旋转稳定的重要结构之一，身体变向较多的一些体育运动对于膝关节稳定性要求很高，对前交叉韧带的牵拉和扭转负荷较大。与日常生活中膝关节的运动形式不同，运动中往往存在更多不可预测的致伤因素。如快速改变方向旋转、突然停下来、跑步时突然变速、跳跃不正确着陆、直接接触或碰撞等。

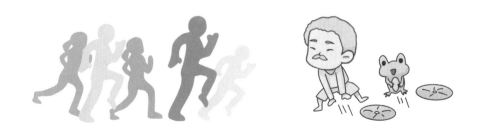

137

（二）体育锻炼缺乏专业技术指导

　　一般体育运动爱好者受伤的原因有别于专业运动员，他们往往忽视了基本的身体素质训练，很少进行针对性的肌肉力量训练和身体柔韧性练习，使膝关节在运动中缺少必要的肌肉保护，增加了前交叉韧带及其他稳定性结构的损伤风险。同时，由于缺乏专业人士的专项技术指导以及在运动中如何有效地预防运动性损伤的指导，致使他们更容易受伤，或者在对抗中误伤对手。

（三）高风险体育项目的普及

　　在社会经济快速发展和全民身体素质提高的今天，过去只在专业运动员中开展，被视为"贵族运动"的诸如网球、高尔夫球、滑雪等运动项目也渐渐普及，这些项目都较容易导致前交叉韧带的损伤。

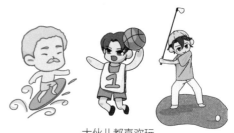

大伙儿都喜欢玩
可得要注意保护膝关节哦

（四）前交叉韧带损伤的生物力学分析

　　目前，一些研究认为导致前交叉韧带损伤的关键性危险因素之一是膝关节的内翻和外旋。膝关节过伸也是导致前交叉韧带损伤的因素之一，膝关节过伸可单独损伤前交叉韧带，但多数是先撕裂关节囊、后交叉韧带，再撕裂前交叉

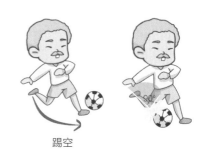

踢空

韧带。足球运动中"踢漏脚"或膝关节前面被撞而引起膝关节突然过伸是最常见的受伤动作。另外，膝关节屈曲90°位支撑时，大腿前面被撞击，股骨髁向后错位，也是前交叉韧带损伤的机制之一，常见于足球训练或比赛中。

（五）前交叉韧带损伤的性别差异

　　前交叉韧带损伤发生率呈现出明显的性别差异和年龄特点。女子运动员前交叉韧带损伤的发生率明显高于男子运动员，尤其是在对抗性极强的体育运动项目，如足球、篮球等，这跟女性的生理特点有关（如女性屈膝肌力量较差、

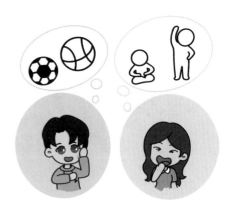

肌肉韧带比较松弛、本体感觉差、前交叉韧带体积较小，能承受负荷较小等），还跟女性的雌激素水平波动有关。在普通人群中，男女发病率则正好相反，这主要跟普通人群中男女体育爱好不一样有关。男性更喜好参加一些强度较大，有身体接触性的体育运动，而女性则大多喜好参与身体冲撞较小、强度不大的体育运动。

五、到门诊看病时，需要配合医生做什么？

（一）了解病史

病史主要包括患者的职业，是否受过外伤，运动受伤当时的情况，出现症状的时间、性质及程度等信息，这些病史的采集有利于疾病的诊断，患者应配合医生的询问。

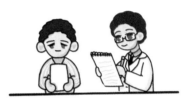

（二）体格检查

1. 压痛点检查　按压膝关节，查看膝关节是否有压痛。

2. 膝关节肿胀情况检查　通过浮髌试验检查关节腔是否有积液、积血。

3. 膝关节活动范围　查看膝关节关节活动度，包括主动关节活动度及被动关节活动度。

4. 膝关节肌力测定　用测试者的一只手固定近端肢体，另一只手在运动关节的远端施加阻力，根据受试者能克服的阻力大小来判定肌力。

5. 特殊检查　需要医生开展膝关节专科检查，包括前抽屉试验、Lachman试验、轴移试验等。

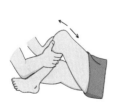

前抽屉试验

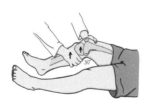

Lachman 试验

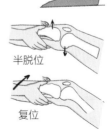

半脱位

复位

轴移试验

六、为了进一步明确是否前交叉韧带损伤，还需要做哪些检查？

（一）膝关节 X 线检查

膝关节正位片、侧位片、双下肢力线片，明确膝关节有无畸形。X 线片对带有部分骨质从起点或止点撕脱损伤极具诊断价值，而对其他类型损伤无直接诊断意义。

（二）膝关节磁共振扫描

磁共振扫描可以清晰地显示膝关节内软组织的状况，对前交叉韧带可以清晰地显示 AM 和 PL 束，就算仅有一束断裂，磁共振扫描也会有所显示。

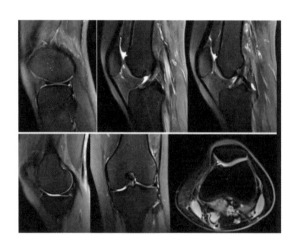

磁共振扫描检查有以下几点注意事项：

1. 勿佩戴金属物品及磁性物件（钥匙、手机、助听器、项链、耳环、硬币等）。

2. 凡安有心脏起搏器、动脉瘤术后体内有金属夹的患者，严禁接受此项检查。

3. 妊娠患者及体内有其他金属植入物、异物或避孕环的患者，请于检查前告知检查室医务人员。

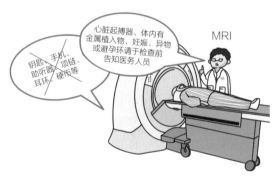

（三）关节镜检查

关节镜检查是明确前交叉韧带是否损伤的"金标准"。在关节镜直视下，可以清楚地看到膝关节腔的所有组织，前交叉韧带是否损伤，损伤程度如何，皆一目了然。

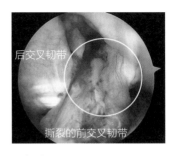

后交叉韧带

撕裂的前交叉韧带

七、前交叉韧带损伤了如果不想做手术，该怎么治疗？

（一）卧床休息

前交叉韧带急性损伤期，膝关节出现疼痛、肿胀、功能障碍等，应以居家休息为主，抬高患肢，全膝关节冰敷。

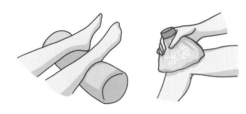

（二）佩戴膝关节支具

膝关节支具可以固定和保护膝关节，减少关节负重，但不宜长期佩戴，因为长期使用支具可引起股四头肌肌肉萎缩及膝关节屈伸障碍。

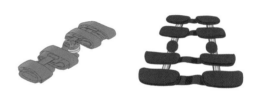

（三）康复治疗

保守治疗期间可以选择康复科的理疗方式，包括床旁超声波治疗、手法训练等，可以消除软组织的水肿，改善局部血液循环，减轻疼痛。根据医生对病情的专业判断，选择手法训练膝关节周围肌肉力量及肌肉含量。

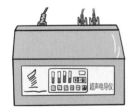

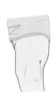

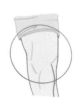

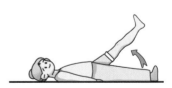

八、前交叉韧带损伤手术治疗的目的是什么?

在手术指征方面,年龄、韧带松弛度、对于运动的需求度以及日常运动的活跃度和其他并发的膝关节损伤都是不可忽略的因素。手术的目的有三个。

1. 临床的要求　稳定膝关节,使它恢复原有活动功能的水平。

2. 生物机械学的要求　重建膝关节运动学。

3. 理论学上的要求　避免今后发展成骨关节病。

九、前交叉韧带损伤手术治疗的方式有哪些?

根据手术移植物的不同分为取自体肌腱前交叉韧带重建术和人工前交叉韧带重建术。

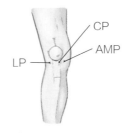

右膝前交叉韧带重建入路

第二节　入院篇

一、什么情况下需要入院手术?

如果出现下列情况，需要考虑入院手术治疗：

1．疼痛剧烈，保守治疗无效，患者的日常生活及工作受到严重影响。

2．前交叉韧带完全断裂，或损伤后松弛，膝关节不稳，走路的时候有错动感。

3．因长期膝关节不稳定导致的继发性损伤，比如半月板、软骨损伤。

4．对运动有要求，或想继续从事高强度工作的患者。

二、在接到住院通知到入院应该准备些什么?

（一）物品准备

1．入院证、身份证、医保卡、银行卡。

2．入院前的检验报告、影像学资料等。

3．换洗衣物、洗漱用品及其他个人用品。

（二）调整生活方式

1．手术前两周须戒烟、戒酒。

2．洗漱用品及其他个人用品。

3．适当休息，保障充足的睡眠，同时避免过度劳累。

三、怎么缓解手术前内心的紧张情绪?

（一）心理准备

1．了解前交叉韧带损伤的基础知识，树立其治疗信心。

2．主动与家属交流沟通，避免过度担心及焦虑。

3．保持平和的心态，入院后积极配合治疗。

143

（二）社会支持

1. 鼓励患者主动向家属寻求帮助，积极沟通，赢得家属的支持和鼓励。

2. 门诊医生可以向患者介绍成功病例，在可能的情况下与成功病例积极沟通，增强患者战胜疾病的决心。

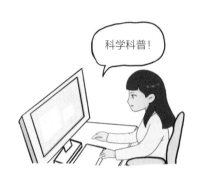

第三节　住院篇

一、听说术前要配合医护人员进行术前训练，具体该怎么做？

（一）小便的管理

术前 2 天开始指导患者练习床上解小便，嘱患者进入手术室前在病房排尽小便。

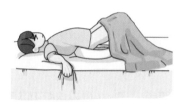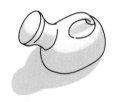

（二）大便的管理

患者如厕应使用座便器，避免用力解大便；排便时将患膝伸直，健膝屈曲，坐在马桶上，必要时可使用润肠通便的药物帮助排便。

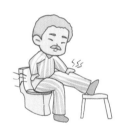

（三）术前康复训练

1. 适用范围　所有需手术的前交叉韧带损伤患者。

2. 应用目的　为前交叉韧带重建手术做准备，增强股四头肌和腘绳肌力量，为术后康复打好基础；避免术后下肢肿胀，促进血液回流，预防深静脉血栓。

3. 训练时间　从患者入院开始到手术开始。

4. 训练方法

（1）踝泵活动：患者平卧于病床上，大腿放松，然后缓慢尽最大角度地做踝关节背伸动作，也就是向上勾起脚尖，让脚尖朝向自己，维持 10 秒左右，之后再向下做踝关节跖屈动作，让脚尖向下，保持 10 秒左右，循环反复地屈伸踝关节。

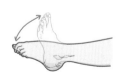

（2）股四头肌等长收缩：简单地说，股四头肌等长收缩练习就是大腿前面肌肉群的绷紧练习。所谓等长收缩，指的就是肌肉在收缩时，肌肉的长度不变，不会产生关节的运动，只是肌肉内部张力增加。因为肢体和关节不用动，所以又叫做静力性收缩。股四头肌等长收缩练习，因为不用移动下肢，不必活动关节，所以是一种非常安全的练习。

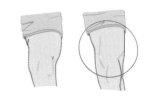

（3）直腿抬高练习：患者仰卧于床上，患膝伸直抬高 30~40cm，足跟相当于健侧足尖的高度，尽量维持在这个体位，坚持不住时可放下休息相同的时间，以上算一次。然后重复练习，每组 15~20 次，每次 3 组，每天 3 次。

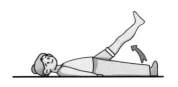

二、医生查房时说做手术前要注重营养，那是什么都可以吃吗？

术前需要注重补充营养，普通患者进行常规饮食，但患有糖尿病、高血压、高脂血症等其他基础疾病的患者应按照医嘱进行糖尿病饮食、低盐饮食、低脂饮食等。

三、手术当天可以吃饭吗？具体可以吃些什么？

（一）手术前 1 晚

在正常晚餐后若患者有饥饿感，可在 12 点前加餐，尽量选择高蛋白饮食，避免辛辣、刺激饮食，为患者补充能量以降低术中应激反应。

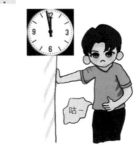

（二）术晨至接手术时

术晨第一台、第二台手术在术前 1 晚 24：00 至接手术时禁食禁饮，第三台、第四台和第五台手术患者可在术晨饮用不超过 200ml 的含糖的清亮液体或白开水，增加患者舒适度，减少术前口渴、饥饿烦躁、减少低血糖等不良反应。

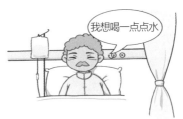

（三）术后返回病房

麻醉清醒后即可饮用温水 50～100ml。

若饮水无恶心、呕吐、呛咳，可以适量进食稀饭、面条等清淡易消化饮食，以补充能量，恢复胃肠道功能，帮助患者消化。进食这类饮食后患者无任何不适，即可正常饮食，多增加高蛋白、维生素、纤维素的摄入。

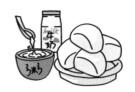

四、手术以后需要大鱼大肉吗？

术后饮食同术前常规饮食，尽量吃清淡、易消化、富含高蛋白的饮食，避免辛辣、刺激饮食，以免对胃肠道消化功能产生影响。

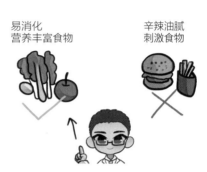

易消化
营养丰富食物

辛辣油腻
刺激食物

五、住院期间需要吃哪些药？需要注意什么？

（一）镇痛药物

塞来昔布、艾瑞昔布、盐酸曲马多等。

（二）营养神经类药物

甲钴胺等。

（三）预防、治疗血栓类药物

利伐沙班等。

（四）其他

1. 合并下肢肿胀的患者　可在医生指导下服用地奥司明等。

2. 合并骨关节炎的患者　可在医生指导下服用氨基葡萄糖。

3. 有基础疾病的患者须用药控制血压、血糖。

4. 内置物手术常规术中、术后预防性使用抗生素。

5. 为避免干扰凝血机制，术前 5～7 天停止服用阿司匹林、利血平、吲达帕胺等。

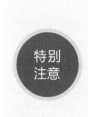
特别注意　在使用任何药物时出现不良反应，应及时告知医护人员。

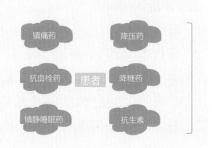
镇痛药　降压药
抗血栓药　患者　降糖药
镇静睡眠药　抗生素

六、住院期间怎么处理手术部位皮肤和术后伤口？

（一）术前

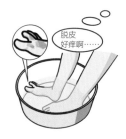

脱皮好痒啊……

清洗切口周围皮肤，脚部有真菌感染（脚气）、脱皮等异常情况的患者须外用碘伏泡脚，每天两次，每次15～30分钟。

（二）术后

1. 出院当日更换敷料。

2. 保持患肢伤口敷料干燥。

3. 出院后至伤口拆线前，3～5天伤口换药一次，弹力绷带加压包扎。

4. 术后2～3周前往门诊由医生查看伤口愈合情况后拆线。

5. 术后7～14天若伤口无红肿、渗出即可沐浴。

特别注意　观察伤口是否出现红肿、渗出液增多等情况，如果有，需及时与医护人员联系。

七、手术以后会出现什么情况？危险吗？

（一）患肢麻木

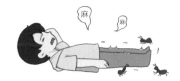
麻　麻

如果患肢活动正常，患肢麻木多为止血带麻痹所致，此症状为暂时性，一般持续几天或几周。

（二）患肢疼痛

由于关节内的手术创伤以及皮肤表面伤口缝合导致患肢疼痛，或者术后患肢活动减少，股四头肌未被激发，当患肢一动则会感觉整条腿都疼。除此之外，在首次下地活动和功能锻炼时，由于伤口牵拉也会导致患肢疼痛。疼痛的严重程度因人而异，每个人的疼痛阈值不一样，就是大众所说的忍痛能力不一样。

（三）患肢肿胀

由于术后患肢活动减少，血液回流减慢，导致患肢肿胀。所以患者在卧床休息期间，建议用软枕抬高患肢，并加强术后患肢康复锻炼，促进下肢血液回流，减轻肿胀。

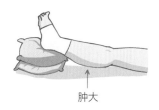

肿大

八、术后早期需要做功能锻炼吗？功能锻炼做哪些动作呢？有哪些注意事项？

术后早期（0~4周）：此阶段的康复目标是控制水肿，减轻疼痛，保护移植物，在一定水平上恢复正常步态，膝关节能够完全被动伸直，屈膝至少达到90°，并进行股四头肌练习。

（一）伸直训练

相较于屈曲活动，伸直训练对膝关节功能的恢复更加重要，可以指导患者在卧位时将足跟垫高，或在非训练时间内以支具将膝关节固定在0°。如果这些方法都不能被动伸膝到0°，可以采用外力加压被动伸直膝关节至0°。

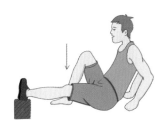

（二）屈膝训练

1周内辅助屈小腿，1周后主动屈小腿，脚后跟滑动训练。

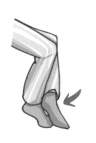

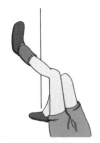

脚后跟滑墙训练

149

（三）肌肉力量练习

股四头肌等长收缩训练及各个方向的直腿抬高练习。

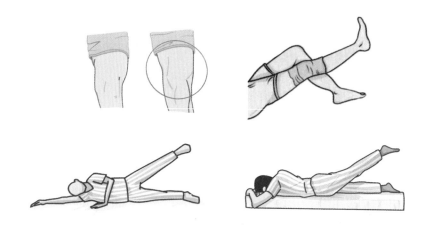

（四）关节负重练习

可根据是否合并半月板损伤制订方案。如无半月板损伤，可于0~1周时持双拐部分负重，1~4周时，由部分负重进阶到完全负重。

第四节 出院篇

一、前交叉韧带重建术后，什么时候可以出院？

前交叉韧带重建术后，如果患者伤口无异常、关节腔积血较少、关节无明显肿胀、无发热等情况，一般术后 2～3 天就可以出院。

二、出院后康复期需要注意哪些？

（一）避免膝关节再次受伤

患者乘车时注意系安全带并将患肢放松伸直，以免急刹车时下肢有一反作用力；熟悉拐杖的正确使用方法，扶拐行走时注意步态放慢、脚步踩稳，家属在患者身后保护。防跌倒，注意行走路面情况，保持地面清洁干燥，夜间注意灯光下行走。

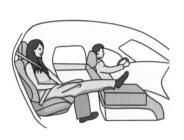

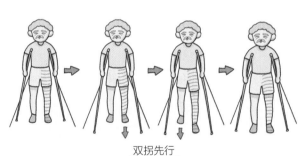

双拐先行
然后迈患侧
健侧最后迈

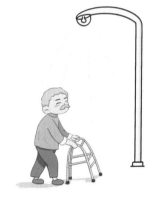

（二）每次康复训练后，冰敷患肢

患者在家中每次康复训练完成后，患肢予软枕抬高，冰敷患膝。

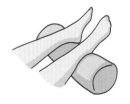

（三）伤口处理

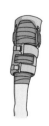

出院后伤口常规每 3 ~ 5 天换药一次，如有浸湿及污染，应立即更换，伤口换药后，弹力绷带持续加压包扎患肢，直至伤口拆线。一般伤口未见异常，术后 2 ~ 3 周拆线，拆线后即可洗澡。

（四）适度的体育运动和功能锻炼

患者出院后继续进行患肢功能锻炼，患肢功能恢复后逐渐进行慢跑、游泳、球类等体育运动。

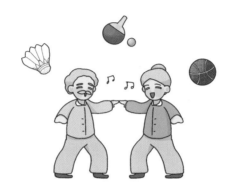

三、回家以后感觉没有安全感，很恐慌，该怎么办？

1. 正确掌握前交叉韧带损伤疾病相关知识。

2. 与家属有效沟通缓解焦虑，保持良好的社会支持。

3. 寻求专业帮助，严重焦虑导致睡眠障碍的患者适当使用抗焦虑及改善睡眠药物。

四、什么时候需要回医院复查？

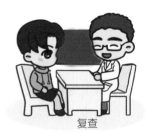

一般于术后 2 周、4 周、6 周、3 个月、6 个月、1 年回医院复查，此后每 1 ~ 2 年复查一次。复查的内容一般包括患膝影像学检查，患肢功能恢复情况等。

复查

（李鹏程　李沐　陈佳丽　宁宁　贾丽娟）

第十章

漫话骨肿瘤

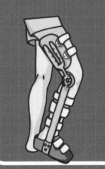

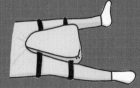

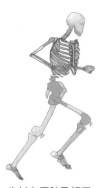

第一节 就诊篇

一、骨头长包块就是骨肿瘤吗？

不一定。

骨肿瘤是人体骨骼或其附属组织在各种因素的长期作用下逐渐发生异常增生或变化所致，它可能破坏人体正常组织与器官，部分影响极大。通常所说的骨肿瘤，是指四肢和躯干骨骼系统的肿瘤病变。

常见不属于骨肿瘤的有：软组织肿瘤，腱鞘囊肿，慢性骨髓炎。

生长在四肢及躯干骨骼系统的骨肿瘤

二、得了骨肿瘤后有哪些表现？

骨肿瘤主要有三种类型：良性、中间型（介于良性与恶性之间）、恶性。主要表现为疼痛、肿胀或包块、运动障碍等。如果有骨骼破坏，可引起骨折，但许多骨肿瘤发病前没有症状。

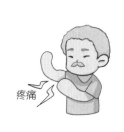

疼痛

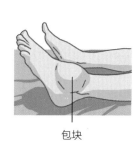

包块

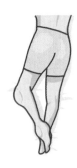

肿瘤包块导致肢体活动障碍

良性骨肿瘤常无痛、生长缓慢、体表不容易触摸、外观无明显变化，一般无全身症状。

恶性骨肿瘤常可触及软组织包块、边缘不清楚、推不动，呈间歇性或持续性逐渐加重的疼痛、夜间痛明显，恶性程度高者，局部肿块生长迅速，轻微外伤或提重物后易出现骨折。部分患者有消瘦、乏力、贫血等全身表现。

三、为什么会得骨肿瘤？

骨肿瘤的病因尚不清楚，可能跟有污染的环境、不良的生活方式、遗传基因有关。

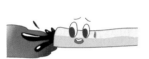
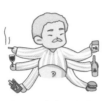

　　长期不良生活方式　　长期熬夜　　长期大鱼大肉

四、得了骨肿瘤会遗传吗？

骨肿瘤很少与遗传有关，已知跟遗传相关的骨肿瘤有多发性骨软骨瘤、多发性纤维异常增殖症等。

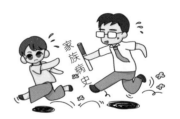

五、哪些人容易得骨肿瘤？

根据病种不同，发病情况不一。总体上，男性多于女性。恶性骨肿瘤以儿童及青壮年为主。

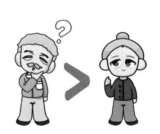

六、骨肿瘤容易长在哪些部位？

骨肿瘤多见于四肢长骨及膝关节周围。

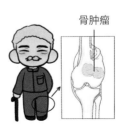

骨肿瘤

七、得了骨肿瘤，就是得了癌症吗?

不是。

只有恶性骨肿瘤相当于癌症，部分良性或交界性也可转为恶性，如多发性骨软骨瘤、骨巨细胞瘤。

八、怎么知道骨肿瘤是良性还是恶性?

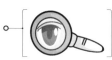

骨肿瘤性质由专科骨肿瘤医生和病理医生诊断

骨肿瘤的具体分类极其复杂。

（一）良性骨肿瘤

常见的良性骨肿瘤：骨样骨瘤，骨软骨瘤，软骨瘤，滑膜软骨瘤病，软骨黏液样纤维瘤，非骨化性纤维瘤，骨血管瘤等。

（二）中间型骨肿瘤

常见中间型骨肿瘤：骨母细胞瘤，软骨母细胞瘤，骨巨细胞瘤，动脉瘤样骨囊肿等。

（三）恶性骨肿瘤

常见的恶性骨肿瘤：软骨肉瘤（Ⅱ级，Ⅲ级），骨肉瘤，（骨的）纤维肉瘤，浆细胞骨髓瘤，血管肉瘤，（骨的）脂肪肉瘤，尤因肉瘤，脊索瘤等。

九、门诊看病需要配合医生做什么?

（一）配合医生询问病史

年龄，职业，外伤史，慢性感染，放射性损伤，生活习惯，长期生活环境，饮食习惯，家族史，出现症状的时间、性质及程度等。

（二）配合医生检查身体

1. 视诊　观察病患处的外观、肤色、皮肤完整性、血液循环等。

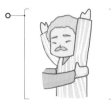

2. 触诊　包块大小、形态、范围、坚硬度、活动度、触痛、压痛、皮温等。

3. 关节活动范围。

4. 特殊检查　根据病情选择，如各种病理征、肛门指检等。

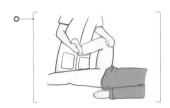

十、哪些检查可以明确骨肿瘤及其侵犯范围？

（一）实验室检查

血常规，生化，凝血功能，血沉，C 反应蛋白，肿瘤标志物（AFP、CEA、PSA、糖类抗原系列），碱性磷酸酶，血轻链，尿本周蛋白等。

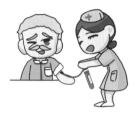

（二）骨髓穿刺

使用骨穿针穿刺骨骼，采集少量骨髓，查明肿瘤细胞并找出病因。

（三）影像学检查

1. X 线检查　能显示骨肿瘤的部位、大小、形态及肿瘤附近软组织结构，为后面的检查提供参考。

2. CT 及 CT 三维成像检查　比 X 线片更清楚显示骨肿瘤的大体病理改变，无重叠，密度分辨率高，增强 CT 能显示肿瘤的供血以及与周围的关系。

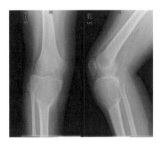

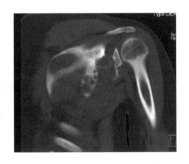

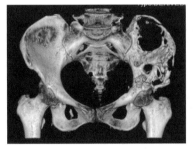

注意事项　X 线检查和 CT 检查时，须去除检查部位的厚衣服以及金属物品。

3. 磁共振检查 具有高软组织分辨力，是评估脊柱、骨髓及软组织肿瘤的首选方法。

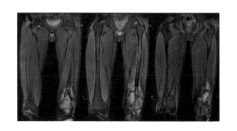

检查前注意 ①取下金属及磁性物件（钥匙、手机、助听器、项链、耳环、硬币等）。②禁忌证：有心脏起搏器、动脉瘤术后体内有金属夹的患者。③孕妇及体内有其他金属内置物、异物或避孕环的患者，请检查前告知医务人员。

4. 放射性核素骨显像（SPECT）检查 用于判断肿瘤的边界，跳跃病灶及转移骨肿瘤，是转移骨肿瘤的首选检查，准确率90%，费用低。

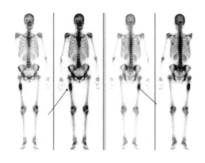

5. 派特CT（PET-CT）检查 帮助全身肿瘤诊断、疗效评价、复发和转移监测，能发现转移灶数目、肿瘤的原发灶、初步判断肿瘤的良恶性，费用较高。

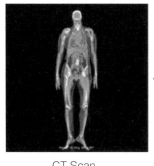 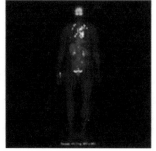 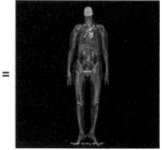

CT Scan   PET Scan   PET-CT Scan

（四）病理学检查

病理组织检查（活检）是骨肿瘤病理分型和诊断的金标准，可为制订治疗方案提供依据。

十一、骨肿瘤都需要手术治疗吗？

不是。

部分良性骨肿瘤可观察和定期复诊而不需手术。如多数四肢的骨软骨瘤、无症状的内生软骨瘤、无症状的非骨化性纤维瘤。

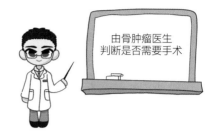

由骨肿瘤医生判断是否需要手术

十二、良性或中间型骨肿瘤怎么治疗？

绝大部分以手术刮除治疗为主。中间型骨肿瘤必须彻底刮除，否则极易复发或恶变。部分中间型骨肿瘤术后需要使用靶向药物治疗以便降低转移风险或恶变概率。两者术后都须定期复查。

十三、恶性骨肿瘤怎么治疗？

治疗方案的制订依据：肿瘤性质、分期和患者全身状况。

恶性骨肿瘤采用综合治疗方案，包括化疗、手术、放疗、靶向治疗等。

（一）新辅助化疗

核心模式：术前化疗 + 手术 + 术后化疗。术前化疗其目的是减轻疼痛、缩小肿瘤、使肿瘤部分坏死，增加手术成功率。如果肿瘤不能缩小，则需要更广泛的手术切除。根据肿瘤坏死程度和病理分级，制订术后化疗方案。

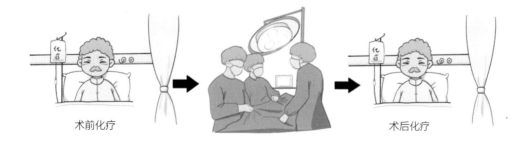

术前化疗　　　　　　　　　　　　　　　术后化疗

（二）化疗

化疗是采用杀死肿瘤细胞的化学药物以口服、输液等方式进行的肿瘤治疗。

159

（三）放疗

放疗即放射治疗，采用放射线照射肿瘤部位而杀死肿瘤细胞，照射部位的肿瘤细胞和正常细胞均有损伤，但大多数正常细胞可以恢复。

（四）靶向治疗

靶向治疗是指通过肿瘤基因检测，找到患者体内肿瘤敏感的口服或注射药物进行肿瘤治疗，比化疗更精准、毒副作用更小。

十四、恶性骨肿瘤手术前需要注意什么？

1. 防跌倒。

2. 病患肢体尽量少用力，防病理性骨折。

（1）肿瘤部位在上肢者，用吊带悬吊。

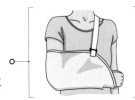

（2）肿瘤部位在下肢者，使用拐杖或助行器，必要时使用支具保护，尽可能少行走。

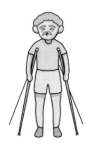
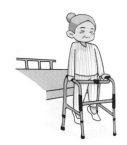

（3）肿瘤部位在脊柱或盆骨区域者，有骨折风险者应卧床休息。

3. 已经发生骨折者，患肢制动、抬高，使用石膏、夹板、支具保护。

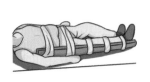
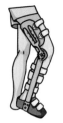

4. 加强营养，增强体质。

5. 保持心情愉悦。

6. 尽量做肌肉收缩练习，预防血栓。

第二节　入院篇

一、接到通知入院电话时，应告诉医生哪些信息？

不能临近月经期

1. 心脏相关疾病患者，告知日常生活情况。
2. 高血压病患者，告知服用药名和血压控制情况。
3. 糖尿病患者，告知服用药物名称和血糖控制水平。
4. 女性患者，告知月经周期。
5. 皮肤情况，比如手术部位皮肤破溃、皮疹或毛囊炎等感染症状。
6. 慢性传染病的急性发作期。
7. 严重贫血、白细胞或血小板低下。
8. 咳嗽、发热。
9. 长期使用的特殊药物，如抗凝药物、靶向药物，需告知医生用药情况。

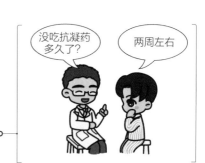

没吃抗凝药多久了？

两周左右

二、在接到住院通知到入院前需要准备什么？

（一）物品准备

除常规物品准备外，特别需要准备：

1. 跟这次住院有关的化验报告、各种检查照片、病理检查报告（有病理报告者需准备）等。
2. 正在服用的特殊药品，如降压药、降糖药、降血脂药物等。

（二）调整生活方式

1. 手术前两周须戒烟、戒酒。
2. 适当休息，保持情绪稳定和充足的睡眠，避免过度劳累。

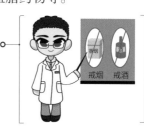

（三）社会支持

有病理性骨折倾向或已经骨折的患者须有一名家属陪同入院。

第三节 住院篇

一、必须做骨肿瘤活检吗？做活检时可以一起把肿瘤切除吗？

需要做。

活检对骨肿瘤的诊断和下一步治疗方案
选择起决定性作用。

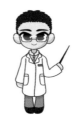

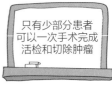

只有少部分患者
可以一次手术完成
活检和切除肿瘤

二、化疗期间身体会出现哪些反应？

（一）胃肠道反应

食欲减退、恶心、呕吐、腹泻、腹痛等。患者应保持
心情放松和口腔清洁，选择清淡易消化饮食，少量多餐，
忌食过热、粗糙、辛辣的食物。

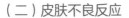

（二）皮肤不良反应

局部皮肤强烈刺激性，化疗药物外渗可损伤皮肤。
目前，大多数的医院和患者选用经外周中心静脉置管
（PICC）输注化疗药物，减少或避免皮肤损伤的风险。

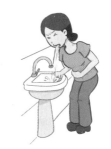

（三）脱发

化疗期间都有不同程度的脱发，但化疗结束后
和间歇期会重新生长。家属应帮助患者挑选合适的
假发套，并注意清除干净床上毛发。

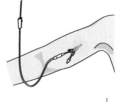

（四）心脏毒性

部分化疗药物有心脏毒性，用药前应常规心电图检查
或行心电监护，观察心率、脉搏、血压的变化。

（五）肾脏毒性

某些化疗药物对肾脏毒性大，引起小便颜色变红。因
此，应注意观察记录小便的颜色和量，关注肾脏功能检查结
果，每日饮水量至少 1 500 ~ 2 000ml、尿量 2 000 ~ 3 000ml。

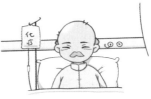

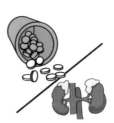

肾脏毒性

（六）骨髓抑制

骨髓抑制是化疗最常见的反应。主要是白细胞、血红蛋白、血小板减少。化疗期间注意观察有无周身不适、乏力、发热、口腔溃疡、腹泻以及全身多处的出血倾向等，关注血常规检查结果，应减少探视、固定陪护。

三、术前需要配合医护人员做哪些训练？

（一）小便、大便的管理

术前 2 天开始指导患者练习床上解小便，嘱患者进入手术室前在病房排尽小便。盆骨及下肢骨肿瘤患者，注意练习床上解大便，必要时可服用润肠通便的药物。

（二）肛门收缩锻炼

肛门收缩锻炼可帮助增强盆底肌肉力量，刺激肠蠕动，提高术后排便控制能力。

（三）体位适应性练习

换髋关节者，练习两腿间夹梯形枕。骶骨巨大肿瘤者，练习俯卧位休息。

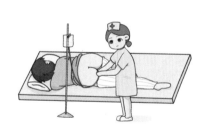

（四）特殊支具佩戴练习

肩关节置换患者，练习佩戴肩外展支具。

（五）肠道准备

骨盆及骶骨巨大肿瘤患者，手术前一天下午至手术当日，进行肠道准备，减缓术后首次排便时间。方法是口服洗肠液或灌肠 2～3 次。肠道准备后应多喝水，必要时输液。

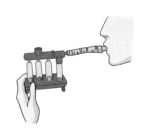

四、中老年患者如何锻炼肺功能？

戒烟，爬楼梯，吹气球，深呼吸，有效咳嗽、咳痰，缩唇呼吸，使用呼吸训练器等。若患者病情允许，鼓励患者尽早坐起和下地活动。

163

五、如何加强营养？

（一）术前

术前饮食要求同其他骨科疾病患者，有贫血者，应增加蛋白质摄入。

（二）术后

除特殊情况外，原则是高蛋白、高热量（肥胖例外）、高维生素、易消化的食物，水分充足，保持体液平衡。

每日食物大概包括如下几种：

1. 谷薯、杂豆类 200～500g。

2. 肉、鱼、蛋 150～300g。鱼、蛋易消化，可多选。

3. 奶 250～500g；相当于 30～50g 的大豆或其制品（如嫩豆腐 250g）。

4. 新鲜蔬菜（3～5 种以上）约 500g。

5. 水果（2～4 种）200～400g。

6. 油约 25g。

六、手术前饮食上要注意什么？

（一）手术前 1 晚

手术前 1 晚晚餐后加餐高蛋白营养制剂。骨盆及骶骨巨大肿瘤患者，吃少渣的饮食，如粥、面包、面条、饼干、碎肉、鱼、豆制品、乳类、蛋类、去皮的瓜类、番茄等。

杂蔬瘦肉粥

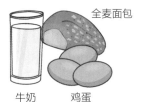
全麦面包
牛奶　鸡蛋

（二）术前 6 小时

术前 6 小时可吃白稀饭、馒头或喝术前 6 小时营养制剂。骨盆及骶骨肿瘤患者，禁食或喝术前 6 小时营养制剂。

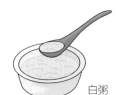
白粥

（三）术前 2 小时

术前 2 小时饮用不超过 200ml 的含糖的清亮液体或术前 2 小时营养制剂。

（四）术后返回病房

麻醉清醒后漱口，饮用温水 50～100ml。

（五）返回病房后 2 小时

饮水后无恶心、呕吐、呛咳，根据医嘱进食。根据手术大小，适当增加蛋白质摄入。

七、住院期间需要吃药吗？

1. 消炎镇痛药
2. 镇静催眠药
3. 其他：营养神经药物、降压药、降糖药、抗凝药、抗生素。

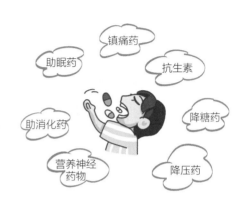

八、术后怎样功能锻炼？

麻醉清醒后即可在医务人员指导下进行常规锻炼，如握拳、踝泵运动、伸膝锻炼等。

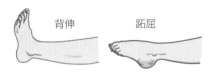

背伸　　跖屈

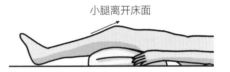

小腿离开床面

九、肿瘤髋关节置换术后患者主要注意什么？

肿瘤髋关节置换患者术后下地时间常晚于普通髋关节置换患者。

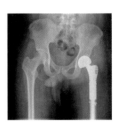

（一）体位摆放

患肢外展 15°～30°，中立位，大腿下方垫一软枕，屈髋 30°～45°。

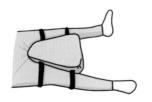

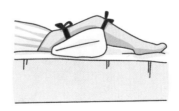

（二）早期功能锻炼

踝泵运动、伸膝、屈髋；根据病情，使用助行器下地行走。

（三）出院后注意事项

术后早期禁止深蹲、双腿交叉、跷二郎腿、盘腿、坐矮凳、腰部扭曲等引起患侧髋关节内旋或极度外旋动作。

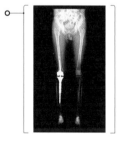

十、肿瘤膝关节置换术后患者主要注意什么？

【股骨肿瘤膝关节置换】

（一）体位摆放

膝关节伸直，屈膝 30° 左右，两者交替摆放。

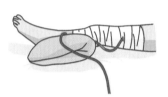
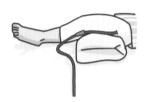

（二）早期功能锻炼

主动踝泵运动。根据病情及伤口情况，术后 1～4 日，指导患者被动屈膝、伸膝、使用助行器患肢不用力或部分用力下地站立。

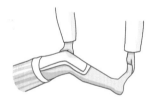
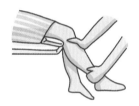

【胫骨肿瘤膝关节置换】

（一）体位摆放

膝关节伸直，软枕垫于小腿处，必要时患肢佩戴伸膝支具。

（二）早期功能锻炼

根据病情，术后 2 ~ 3 日开始行患肢膝关节被动屈膝 15° ~ 30°，2 ~ 4 次 / 组，上下午各一组。术后 4 ~ 6 周，根据门诊随访情况，指导患肢主动屈膝练习。

（三）出院后注意事项

根据门诊随访情况决定患者下地时间，防止假体脱位 / 髌腱断裂。

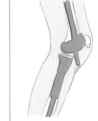
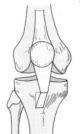

膝关节脱位

十一、肿瘤肩关节置换术后患者主要注意什么？

早期锻炼方法因假体类型和固定方式不同而有差异。

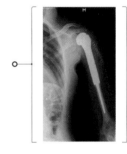

（一）患肢体位摆放

肩关节外展 45° ~ 60°，前屈 30°，前臂外旋 15°。佩戴肩关节外展支具，外展 45° ~ 60°，前屈 30° ~ 60°，前臂外旋 15°。

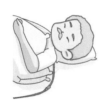
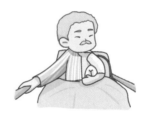

（二）佩戴肩外展支具

（三）早期锻炼

患肢腕关节、肘关节屈伸、握拳练习为主。

根据病情，患者坐位或直立位，保持患侧上臂于中立位、被动抬肩运动。

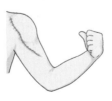
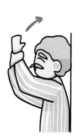

肩关节固定、屈肘握拳

十二、骶骨巨大肿瘤切除术后患者主要注意什么？

（一）体位

侧卧为主，俯卧为辅。

（二）伤口护理

鼓励病员术后正常进食者，建议使用肛袋密封肛门，防止大便污染伤口。

（三）早期功能锻炼

1. 床上主动四肢肌肉收缩、关节屈伸、肛门收缩练习。

2. 术后一周，视病情指导患者下地行走练习。

十三、半骨盆置换术后患者主要注意什么？

术后锻炼因人而异。

（一）体位及翻身要求

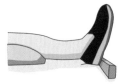

尽量减少不必要的翻身，患者卧气垫床，预防压力性损伤。患肢体位同肿瘤髋关节置换患肢体位：外展15°～30°，中立位，屈髋30°～45°，无法保持中立位者，需穿防旋鞋。

翻身：在医护人员指导下进行，保持患肢膝关节向髋关节方向顶的力量，两腿夹梯形枕或厚抱枕，轴线翻身，翻身后患肢小腿平患膝关节或稍低于患膝关节。

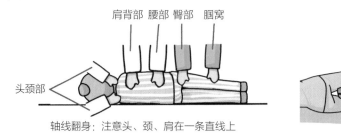

轴线翻身：注意头、颈、肩在一条直线上

（二）早期锻炼

以伸膝锻炼及踝泵运动、屈髋训练为主。

下地时间：术后1周左右或根据病情，在医护人员指导下使用助行器下地站立，患肢不用力或少用力。

第四节 出院篇

一、病员住院期间哪些情况下可以出院？

病员有以下情况时，可以出院：

1. 患者生命体征平稳、精神食欲恢复。

2. 切口干燥，无红肿、硬结等感染征象。

3. 术后影像学检查内置物或假体固定牢固、肢体力线正常。

4. 无严重疼痛，口服止痛药能控制疼痛。

5. 查血结果无明显异常。

6. 会佩戴支具、早期功能锻炼。

二、出院后需要特别注意哪些？

1. 避免外伤，预防感冒。

2. 有内固定或假体者，体温 ≥ 37.5℃时，及时就医，遵医嘱服药。

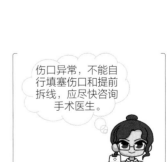

有假体或内固定者
发热
一定及时就医！

3. 遵医嘱佩戴护具，如肩外展支具、臂托、膝支具、梯形枕、石膏托等。

4. 遵医嘱行功能锻炼，预防关节僵硬和深静脉血栓等。

5. 合理饮食，加强营养。

三、出院后伤口处理需要注意什么？

1. 正规医疗机构换药，2～5d/次，或视伤口情况决定换药频次。

2. 术后2～3周视伤口愈合情况拆线，必要时延长拆线时间。

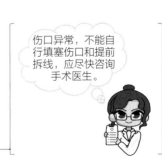

伤口异常，不能自行填塞伤口和提前拆线，应尽快咨询手术医生。

3. 保持伤口敷料清洁干燥。

4. 伤口愈合不良，及时回院复诊。

四、出院后有哪些情况需要紧急回医院复查？

1. 伤口异常情况，如红肿、渗液、异常疼痛、感染等。
2. 跌倒后手术肢体活动障碍。
3. 肢体运动感觉障碍较出院时加重（如麻木、肿胀、运动障碍等）。
4. 严重贫血或白细胞急剧下降。

五、出院后没有紧急情况，还需要回医院复查吗？

需要。

复查的内容一般包括：查血，影像学检查，患肢功能锻炼情况，指导治疗方案。活检术患者，活检报告出来后，及时持活检报告复诊。

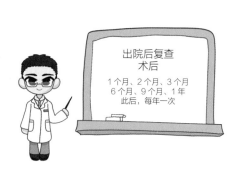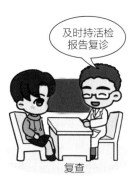

（李凤兰　杨兴海　王凤临）

第十一章
漫话踇外翻

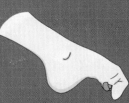

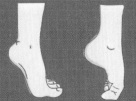

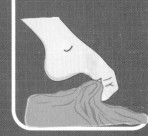

第一节 就诊篇

一、大踇趾外翻就是踇外翻吗？

不是。

踇外翻是脚踇指向外偏斜的一种足部畸形，是足踝部最常见的病变之一。

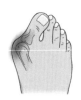

二、得了踇外翻会有哪些表现？

踇指外侧突出，且有局部疼痛、逐渐加重、影响行走，严重者会出现红肿、局部溃烂、感染等表现。

三、为什么会得踇外翻？

踇外翻的原因比较复杂，既有遗传原因，但是更多的是生活习惯和其他疾病或损伤造成的。

（一）遗传因素

家族遗传，以母系遗传为主。

（二）鞋袜因素

穿窄小、高跟的鞋被认为是引起踇外翻的重要外部原因之一。

（三）疾病因素

风湿、类风湿、痛风、扁平足、关节炎、脑瘫后遗症、第二跖骨过长、第一趾骨近节过长等。

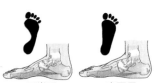

正常足　　扁平足

类风湿性关节炎
小关节变形

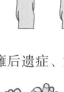

痛风
痛风石

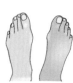

关节炎
关节及脚红肿

（四）足部外伤后处理不当

（五）足部肌肉力量减弱或不平衡

（六）足部手术并发症

四、得了踇外翻怎么判断是轻是重?

（一）正常范围

踇外翻角（HVA 或 HAA）正常 < 16°，跖骨间角（IMA）正常 < 10°。

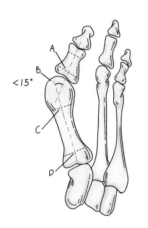
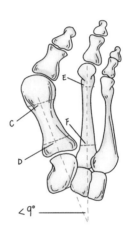

（二）分期

踇外翻依照严重程度可分为轻、中、重三个层次，主要以踇外翻角度（HVA）和第一跖骨和第二趾骨之间的角度（IMA）为依据。

轻度：HVA < 20°，IMA < 13°

中度：20° < HVA ≤ 40°，13° < IMA ≤ 16°

重度：HVA > 40°，IMA > 16°

正常

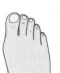
轻度

中度

重度

五、门诊看病需要配合医生做什么?

1. 到医院门诊就诊时，最好穿宽松些的平底鞋，同时尽量清洗掉足趾甲上的美甲印记。

2. 到医院门诊就诊时，最好带上自己平时穿的次数最多的鞋子。医生通过检查鞋底的磨损程度和部位特点、患者穿此鞋行走的步态及鞋子整体情况进行判断。

（1）走路的步态是内八字，还是外八字。

（2）特殊步态异常造成的鞋底磨损特点。

（3）便于医生指导患者选择合适鞋型，例如不能选择鞋帮和鞋底过硬的鞋子，不要选择鞋头过尖或过紧窄的鞋子。

六、进一步明确踇外翻，还需要做哪些检查？

1. 常规检查　需要做负重位的双足正侧位 X 线片检查，必要时需要进行足底压力检查，以判断是否合并有严重的扁平足。必要时还需要做双下肢站立位 X 线片检查以判断有无下肢其他部位力线异常造成的足踝部疼痛症状。

2. 其他检查　如果合并有内科疾病，如糖尿病、高血压、类风湿关节炎、周围血管病变等，术前需进行针对性的检查和治疗，以排除对患者围手术期的不良影响。

七、医生建议保守治疗，具体该怎么治疗？

1. 踇外翻患者应穿宽松、舒服的平底宽头鞋，尽量不穿尖头高跟鞋。

2. 药物缓解局部症状：使用消炎镇痛药物减轻症状。脚踇指外侧凸起处已经发红、肿胀、疼痛的患者可以适当进行理疗，切忌对红肿部位按摩、揉搓，减少局部刺激。

3. 使用矫形辅具，对于轻度畸形的患者，可用硅胶制作的顺趾垫放置于踇趾与第二趾之间，减轻踇趾的外翻缓解疼痛，也可使用夜间矫正支具，将踇趾固定于内翻位。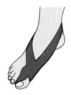

4. 功能锻炼，可用橡皮筋套住双侧踇趾向内牵拉。

5. 避免过度劳损，例如长时间踢球、跳舞、爬山、马拉松等。

6. 注意事项　保守治疗往往只能在畸形刚刚出现时有效，在一定程度上缓解症状，但起不到根治作用。当症状加重，影响工作和生活时应及时就医，积极治疗。

八、姆外翻的手术治疗方式都有哪些?

一般医生会结合患者年龄、身体状况、体重、合并疾病、工作需要等因素综合考虑治疗方案。

具体手术方式有很多种，大致分为以下三类:

（一）软组织手术

（二）截骨术

（三）骨和软组织联合手术

九、手术伤口大吗?

1. 手术切口均位于足内侧，直观上对外观没有影响。

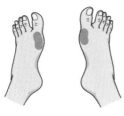

2. 传统手术，手术切口长约3~4cm。

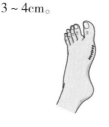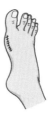

3. 微创手术，有3~4个操作孔，每个操作孔直径约0.5cm。

操作孔

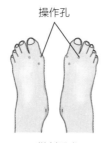

微创手术

第二节 入院篇

一、什么情况下需要入院做手术?

1. 通过保守治疗效果不佳或疼痛未得到缓解。
2. 严重影响日常生活及工作。
3. 给患者造成严重心理负担。

二、在接到住院通知到入院前应该准备些什么?

1. 基础疾病发作期患者,如高血压病、糖尿病及其他心血管疾病等,应在相关科室进行正规系统治疗,病情好转后再入院。

2. 如存在足癣等皮肤科疾病,应在皮肤科进行正规系统治疗,皮肤情况得到好转或改善后再入院。

3. 如手术部位出现红肿、破皮等急性期症状,入院前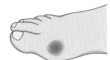请着宽松或露趾凉鞋,减少皮肤及关节的摩擦,待症状消退再进行手术治疗。

第三节 住院篇

一、听说术前要配合医护人员进行术前准备，具体该怎么做?

（一）踝泵运动

1. 训练的目的 踝关节主动屈伸活动（踝泵运动），通过小腿肌肉发力，加速下肢的血液回流，有助于减轻术后下肢肿胀、防止静脉血栓、调整血压、减少肌肉萎缩。

2. 训练时间 术前 2 天或确定手术方案后到手术前。

3. 训练方法 踝关节做背伸和跖屈的动作。在不增加疼痛的前提下尽可能多做，大于 500 次 /d。

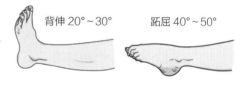

背伸 20°～30°　跖屈 40°～50°

（二）物品的准备

1. 日常生活应选择宽松、舒适或可以露趾的鞋子。

2. 踝关节固定器（夜间支具）

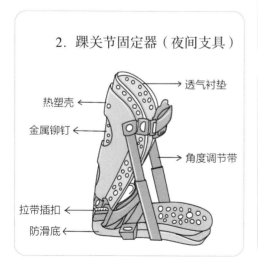

透气衬垫
热塑壳
金属铆钉
角度调节带
拉带插扣
防滑底

3. 踇外翻矫正器

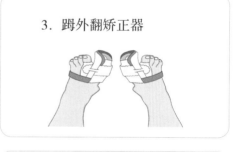

4. 分趾器

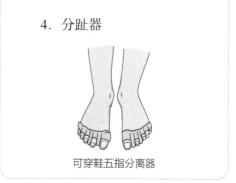

可穿鞋五指分离器

5. 前足减压鞋

（1）合适的鞋号应当比足趾长 1~2cm。

（2）2 周内仅限如厕、洗漱等室内短距离活动，前足减压鞋的重心偏后（最好术前适应 1~2 天，避免摔倒）。

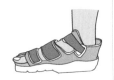

6. 扁平足合并明显的踇外翻，则需准备足弓垫。

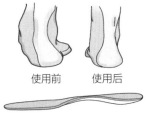

使用前　　使用后

7. 前脚掌有疼痛的患者使用跖痛垫。

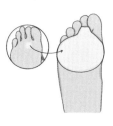

8. 裁缝趾　可准备用硅胶套保护。

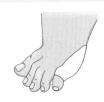

（三）呼吸训练

手术前 2 天开始练习腹式呼吸及缩唇呼吸，有效咳嗽、咳痰，此训练对老年患者尤为重要。

呼气与吸气时间之比为 1:2 或 1:3

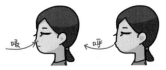

用鼻子吸气　　用嘴呼气（呈口哨样）

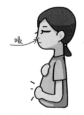

吸气，腹部凸起　缓慢呼气，腹部下沉

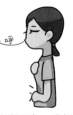

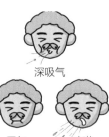

深吸气　屏气　咳嗽

（四）大便的管理

术前练习床上解大便，顺时针按摩腹部，必要时术前使用润肠通便的药物促进排便。

（五）小便的管理

术前 2 天开始指导患者练习床上解小便，嘱患者进入手术室前在病房排尽小便。

二、医生查房时说做手术前要注重营养，那是什么都可以吃吗？

术前需要注重补充营养，普通患者进行常规饮食，但患有糖尿病、高血压病、高脂血症等其他基础疾病的患者应按照医嘱进行糖尿病饮食、低盐饮食、低脂饮食等。

三、手术当天可以吃饭吗？具体可以吃些什么？

（一）术前 1 晚

术前 1 晚在正常饮食后加餐高蛋白营养制剂，为患者补充能量以降低术中应激反应。

（二）术前 2 小时

术前 2 小时可饮用不超过 200ml 含糖的清亮液体或术前 2 小时碳水化合物营养制剂，增加患者舒适度，避免术前口渴、低血糖等不良反应的发生。

（三）术前 6 小时

术前 6 小时可吃稀饭、馒头或术前 6 小时碳水化合物营养制剂，为患者手术补充能量。

（四）术后返回病房

术后患者返回病房，麻醉清醒后即可饮用温水 50～100ml。

（五）术后返回病房 2 小时

返回病房 2 小时后，若患者饮水无恶心、呕吐、呛咳，可以适量进食稀饭、面条等流质、半流质饮食或进食术后当天第一餐营养制剂，以补充蛋白质，帮助患者消化。食用 2 小时后还可以继续进食术后当天第二餐营养制剂，然后逐渐过渡为正常饮食。

四、手术以后需要大鱼大肉吗？

术后患者饮食尽量吃清淡、易消化、富含高蛋白、高维生素饮食，多吃新鲜蔬菜、水果，避免辛辣、刺激饮食，以免对胃肠道消化功能产生影响。

五、住院期间需要吃哪些药？需要注意什么？

1. 镇痛药物
2. 镇静催眠药物
3. 其他
（1）有基础疾病的患者需用药控制血压、血糖。
（2）术前 5～7 天停止服用阿司匹林、利血平等。
（3）特别注意：在使用任何药物时出现不良反应，应及时告知医护人员。

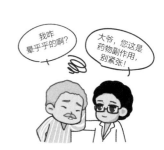

六、住院期间怎么处理手术部位皮肤和术后伤口？

（一）术前
清洗切口周围皮肤，如足部有足癣等皮肤疾病，应先治疗，病情稳定后方可手术。

（二）术后
1. 在术后 1～2 周内包扎方式会影响跟趾的位置，环绕跟趾采用人字形包扎方式将其保持中立位，夜间支具固定保持踝关节中立位。

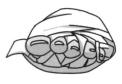

2. 术后 1 周待切口恢复即可佩戴跟外翻矫正器，医生允许的情况下术后 3 周穿前足减压鞋先下地站立，逐渐过渡到短距离行走。日常注意抬高患肢，避免长时间下垂造成患肢淤血、肿胀。

3. 3 个月内均建议日间可使用泡沫塑料材质的足趾分隔垫，夜间佩戴硬性跟外翻矫正器（特别注意：观察伤口是否出现红肿、渗出液增多等情况，如有需及时与医护人员联系）。

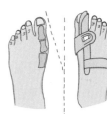

使用前　　使用后

七、手术以后会出现什么情况？危险吗？

（一）吞咽不适

吞咽不适为气管插管及手术牵拉后的正常反应，此症状为暂时性的，一般持续几天或几周。

（二）伤口疼痛

术后伤口疼痛为常出现的症状，按医生指导进行直腿抬高、踝泵运动等功能锻炼，联合使用止痛药物治疗可减轻相应症状。

（三）踇趾感觉异常

如踇趾出现感觉异常或者麻痹时不要慌张，及时通知主管医生，可行药物治疗。

（四）肿胀

术后 3 ~ 5 天是术后局部组织水肿高峰期，早期患肢抬高，伤口冰敷，遵医嘱口服消肿药物。早期功能锻炼有助于减轻肿胀。需要注意的是老年患者在康复期突然出现下肢肿胀，需警惕发生下肢深静脉血栓的可能，需及时治疗。

（五）脚趾活动受限

踇外翻术后足指第一踇指活动受限较常见，以抓地受限为主。术后早期采取主动与被动相结合的方法进行功能锻炼，术后间断冰敷 24 小时，可减少渗出与肿胀，有利于关节功能恢复。

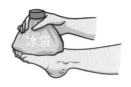

（六）畸形矫正不足与复发

术后使用绷带固定踇趾于正常的生理位置上，对手术结束时踇趾不能自行维持在矫正的位置者可行矫枉过正固定 2 周。

（七）踇内翻

术后应该防止长期固定踇趾于内翻位，一般年轻患者固定 4 周以内，老年患者那个 2 周左右，注意固定时间。

八、术后需要做功能锻炼吗？有哪些注意事项？

术后早期功能锻炼对术后功能恢复及矫形效果尤为重要，但需在医生及专业人员的指导下进行。

早期功能锻炼指导

术后当天卧床休息，严禁下地行走，抬高患肢，放置于高于心脏的高度，促进血液回流使肢体舒服，摆放 Z 形的体位，足部肌肉锻炼采用等长收缩，间断冰敷 24 小时，以减少疼痛、肿胀。

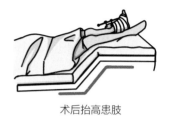

术后抬高患肢

> **注意**
>
> 不同手术方式、手术中情况等，在进行关节被动活动、穿前足减压鞋的时间、负重、恢复运动等时间可能有所不同，需遵医生嘱咐。

1. 术后第 1 天　直腿抬高，保证双下肢肌肉力量。下肢向上抬离床面，仰卧位直抬腿训练、侧卧位直抬腿、俯卧位直抬腿，情况尚可的患者，15～20 次 / 组，每次维持 10 秒，组间休息 30 秒，4～6 组 /d。需注意训练过程中避免憋气。组间休息时间充分放松股四头肌避免过度紧张及痉挛。

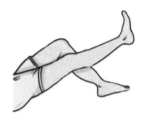

2. 患肢踝关节运动　包括踝关节屈伸活动及踝关节旋转活动 5min/ 次，3～5 次 /d；足趾背伸跖屈运动：足趾主动背伸、跖屈活动各趾间关节，重点放在第 1 跖趾关节上，5min/ 次，4～5 次 /d，避免过度活动，以免引起伤口渗血、疼痛等情况。

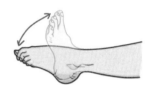

3. 患肢肌肉等长收缩训练　通过患肢主动肌肉收缩而不产生关节活动的锻炼方法，每次 10～15 分钟，每日至少 3 次。

九、医生反复强调支具佩戴很重要，怎么正确穿戴支具？

（一）夜间支具穿戴方法

术后佩戴夜间支具至术后 3 周，卧床时支架可以两侧或一侧打开，佩戴时注意踝关节保持在中立位或轻度背伸位，预防和矫正组内外翻，进行康复训练走路时，就把支架合并收起。

（二）矫正器具的穿戴

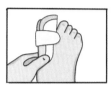

把支架套在踇趾上

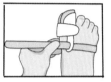

把脚掌带从支架里穿过

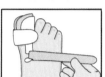

可调节力度固定粘好

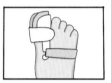

佩戴完毕

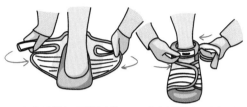

1. 打开鞋子，可以取出鞋垫进行更换或装入定制的矫形装置

2. 将脚穿进鞋中，请确保脚后跟位于鞋子后方，粘贴好踝部粘扣带

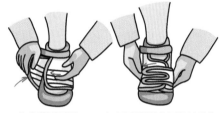

3. 调整好包裹片，使其完全包裹住脚背

4. 用可调整的粘扣带粘上脚背包裹片，可调整粘扣带，以舒适度固定即可

十、何时佩戴踇外翻矫正器？

1. 术后 1 周待切口恢复即可佩戴踇外翻矫正器，术后 3 周穿前足减压鞋短距离行走。日常注意抬高患肢，避免长时间下垂患肢造成淤血肿胀。

2. 术后 3 个月内均建议日间可使用泡沫塑料材质的足趾分隔垫，夜间佩戴硬性踇外翻矫正器。

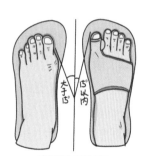

穿鞋矫正两不误

十一、该怎么清洗维护支具？有什么注意事项吗？

踇外翻矫正器用清水清洗，前足减压鞋及夜间支具用软刷蘸温水或冷水加普通洗洁精进行清洗，用毛巾吸干多余水分，不可使用吹风机或在烈日下暴晒，或用具有强腐蚀性的清洁剂进行清洁。

第四节 出院篇

一、什么时候可以出院?

待满足以下条件后，患者即可办理出院:

1. 伤口清洁、干燥、无红肿。

2. 患趾趾端血液循环良好。

3. 患趾感觉正常，可自主活动足趾。

4. 实验室检查　各项指标无感染征。

5. X 线片检查　各足趾关节排列好，无畸形。

二、出院后康复期需要注意些什么?

(一) 饮食方面

饮食方面踇外翻患者饮食和正常人无异，没有特别忌口的食物，建议多食牛奶、蛋类、豆制品、蔬菜和水果，必要时补充钙剂。体重偏重者宜控制饮食，减轻体重，以利于减轻关节负重。

(二) 康复锻炼

1. 术后功能锻炼，术后 2 周伤口愈合好即可拆线，拆线 2 ~ 3 天后，可行足趾关节伸屈活动，但仍需绷带维持足趾伸直位。

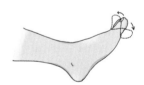

2. 术后 1 ~ 4 周恢复期　指导患者进行第一跖趾关节的主、被动活动，并在加强主动活动的基础上，进行被动屈伸第一跖趾关节。用一手握住近端，并维持近端位置不动，另一手握紧第一跖趾关节远端进行关节的被动屈伸活动，5 ~ 10min/ 次，3 ~ 4 次 /d，在医护人员的指导下由站立逐渐过渡到短距离行走。

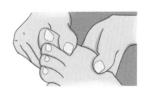

3．术后一个月恢复期

（1）主动关节活动：足趾抓毛巾，可以在泡脚时盆内放一个毛巾进行抓握练习，每天重复2～3次。

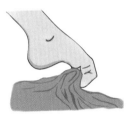

（2）将足趾抵于地面，足跟抬起，使足趾背伸，持续5秒；然后将足趾背侧抵于地面，建议在专业康复治疗师指导下进行锻炼，锻炼时间为每次重复5次，每天1～2次。

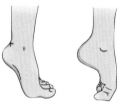

（3）将一根橡皮圈套系成圈套在两趾上，轻轻向外牵拉并维持5秒，重复10次，每天3～4次。

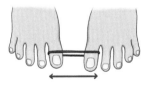

（4）将一根橡皮圈套在5个足趾上，尽力使足趾向外分开并维持此位置5秒，重复10次。每天2～3次。

（5）用布、橡胶或软木做成四个圆柱体，分别置于各趾之间，然后用手向内挤压。重复10次，每天做2～3次。

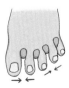

（6）将20个小玻璃球放在地上，用足趾一个一个去夹取放在小碗内。每天2～3次。

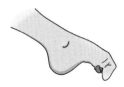

三、踇外翻术后选择鞋子需要注意什么？

踇外翻手术后日常应穿戴前足宽松、舒适的平底鞋，特殊场合必要情况下可以穿高跟鞋、尖头鞋，但不建议长时间穿。

四、踇外翻术后需要定期复查吗？

1. 术后 15～30 天开始穿戴前足减压鞋下地活动，减轻前足压力。

2. 术后 2 个月、3 个月医生根据不同手术方式及内固定方式，进行影像学复查，如 X 线检查，以决定患者何时更换为普通鞋。

3. 术后 6 个月、12 个月复诊，以后每年复诊一次。

4. 取出内固定的时间根据复诊情况决定，一般恢复良好者，于术后 1 年至 1 年半取出。

5. 如果伤口出现疼痛、红肿、渗血、渗液或者意外受伤，应及时就医。

6. 术后 2 周复诊，一般伤口愈合良好予以拆线，拆线后可进行足部洗浴。

五、是否会复发？

踇外翻矫形术后随着时间延长、生活习惯、穿鞋种类、工作等因素，矫形角度会有轻度改变，属于正常表现，需门诊定期复诊，早发现早干预。

（薄蕊　杨晓娟　缪桂华　刘星）

参考文献

［1］周非非，韩彬，刘楠，等. 颈椎后路手术加速康复外科实施流程专家共识［J］. 中华骨与关节外科杂志，2019，12（7）：498-508.

［2］丁琛，洪瑛，王贝宇，等. 颈椎前路手术加速康复外科实施流程专家共识［J］. 中华骨与关节外科杂志，2019，12（7）：486-497.

［3］杨毅，刘浩，孟阳. 钩椎关节及其与颈椎病关系的研究进展［J］. 中国脊柱脊髓杂志，2019，29（9）：851-855.

［4］段丹，宁宁，陈佳丽，等. 颈椎病术后患者随访服务的需求现状及影响因素的调查研究［J］. 华西医学，2019，34（9）：1010-1016.

［5］毛海青，周非非，蔡思逸，等. 经皮腰椎内镜手术加速康复外科实施流程专家共识［J］. 中华骨与关节外科杂志，2019，12（9）：641-651.

［6］中国康复技术转化及发展促进会，中国研究型医院学会，中国医疗保健国际交流促进会，等. 中国骨科手术加速康复围手术期疼痛管理指南［J］. 中华骨与关节外科杂志，2019，12（12）：929-938.

［7］阿木以达，姚汝瞻，王光林，等. 手术和非手术治疗成人脊柱侧弯效果比较的 meta 分析［J］. 华西医学，2019，34（9）：986-993.

［8］王号中，修鹏，汪雷，宋跃明. 儿童及青少年脊柱畸形矫形围术期疼痛管理的研究进展［J］. 中国修复重建外科杂志，2019，33（5）：644-649.

［9］邱贵兴，裴福兴，唐佩福，等. 骨科常见疼痛管理临床实践指南（2018版）［J］. 中华骨与关节外科杂志，2019，12（3）：161-167.

［10］戴亚辉，祝晓忠. 肱骨大结节骨折的治疗进展［J］. 中国骨与关节杂志，2018，7（11）：837-840.

［11］陈辰，蒋协远. 肩部骨折治疗进展［J］. 中国骨伤，2019，32（1）：1-4.

［12］赵第，韩燕鸿，潘建科，等. 不同类型肩袖损伤最佳治疗策略的选择及探讨［J］. 中国组织工程研究，2020，24（18）：2911-2918.

［13］王佳，程少文，孙广晓. 快速康复护理模式在肩关节镜下肩袖损伤修补术术后患者中的应用效果［J］. 中华全科医学，2020，18（7）：1230-1233.

［14］康焱，高鹏，屠重棋，等. 中国骨科手术加速康复切口管理指南［J］. 中华骨与关节外科杂志，2018，11（1）：3–10.

［15］张闻力，毕文志，董扬，等，中国骨肿瘤大手术加速康复围手术期管理专家共识. 中华骨与关节外科杂志，2019，12（5）：321–327.

［16］黄强，杨惠林，康鹏德，等，骨科择期手术加速康复预防手术部位感染指南［J］. 中华骨与关节外科杂志，2020，13（1）：1–7.

［17］刘江川，闵理，姚凯. 改良肩胛骨假体置换治疗肩胛骨恶性肿瘤保肢术的疗效评价［J］. 中华骨与关节外科杂志，2018（7）：503–507，531.